Guía de la Clínica Mayo
sobre osteoporosis

Stephen Hodgson, M.D.

Editor en jefe

Clínica Mayo
Rochester, Minnesota

La *Guía de la Clínica Mayo sobre osteoporosis* proporciona información confiable sobre la osteoporosis y fracturas con un enfoque de autoayuda. Gran parte de la información viene directamente de la experiencia de los médicos, enfermeras, investigadores científicos, terapeutas y otros profesionales de la salud de la Clínica Mayo. Este libro complementa las recomendaciones del médico, a quien debe usted consultar para problemas médicos individuales. La *Guía de la Clínica Mayo sobre osteoporosis* no avala ninguna compañía o producto. MAYO, CLÍNICA MAYO, INFORMACIÓN SOBRE SALUD DE LA CLÍNICA MAYO y el logo del triple escudo Mayo son marcas registradas de la Fundación Mayo para la Educación Médica e Investigación.

Créditos de fotografías: fotografías de la cubierta y fotografías de las páginas 1, 11, 14, 25, 85, 109, 129 y 149 son de PhotoDisc®; la fotografía de la página 65 es cortesía de Osteometer MediTech.

Número de ficha en el catálogo de la Biblioteca del Congreso: 2002117408

Edición original:
ISBN 1-893005-24-0
Edición en español:
ISBN 970-655-628-1

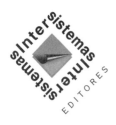

Intersistemas, S.A. de C.V.
Aguiar y Seijas No.75
México 11000, México, D.F.
Tel. (5255) 5520 2073
Fax. (5255) 5540 3764
E-mail: intersistemas@intersistemas.com.mx

Para ordenar más ejemplares:
www.medikatalogo.com o 01 800 9096900

Impreso en México
Primera edición

Acerca de la osteoporosis

El hueso es un tejido vivo en un estado dinámico de renovación y cambio. A través de la vida, el hueso gastado es continuamente reemplazado por hueso nuevo, manteniendo al esqueleto saludable y fuerte. La osteoporosis afecta este proceso de remodelación minando al hueso de su fuerza mineral. Cada año miles de personas, principalmente adultos de edad avanzada, presentan una fractura súbita e inesperada al realizar sus actividades de rutina. Con mayor frecuencia, la causa de estas fracturas es la osteoporosis.

Este último libro de la serie de la Clínica Mayo sobre Salud, *Guía de la Clínica Mayo sobre osteoporosis*, proporciona una clara explicación del trastorno e información práctica sobre su prevención y las opciones de tratamiento. Incluye los detalles de los estudios de escrutinio y de diagnóstico y la interpretación de los resultados del estudio de densidad ósea. Capítulos individuales están dedicados a nutrición, ejercicio, medicamentos, buena postura, recuperación de una fractura y seguridad en el hogar, elementos vitales de un plan de acción integral.

Acerca de la Clínica Mayo

La Clínica Mayo evolucionó de la práctica de frontera del Dr. William Worral Mayo, y la sociedad de sus dos hijos, Willliam J. y Charles H. Mayo, a principios de la década de 1900. Presionados por las demandas de su ocupada práctica quirúrgica en Rochester, Minn., los hermanos Mayo invitaron a otros médicos a unirse a ellos, siendo pioneros de la práctica privada en grupo de la medicina. Actualmente, con más de 2,000 médicos y científicos en sus tres sedes principales en Rochester, Minn., Jacksonville, Fla., y Scottsdale, Ariz., la Clínica Mayo está dedicada a proporcionar diagnóstico integral, respuestas precisas y tratamientos eficaces.

Con la profundidad de sus conocimientos, experiencia y pericia, la Clínica Mayo ocupa una posición sin paralelo como recurso de información de la salud. Desde 1983, la Clínica Mayo ha publicado información de la salud confiable para millones de consumidores a través de cartas, libros y servicios en línea que han ganado premios. Los ingresos por las actividades de publicación apoyan los programas de la Clínica Mayo, incluyendo la educación y la investigación médica.

Personal editorial

Editor en jefe
Stephen Hodgson, M.D.

Gerente editorial
Kevin Kaufman

Editor de copias
Mary Duerson

Prueba de lectura
Miranda Attlesey
Donna Hanson

Investigadores editoriales
Anthony Cook
Deirdre Herman
Michelle Hewlett

Escritores colaboradores
Howard Bell
Lee Engfer
Rachel Haring

Director creativo
Daniel Brevick

Director de arte
Paul Krause

Ilustración y fotografía
Brian Fyffe
Kent McDaniel
Michelle Papaconstandinou
Christopher Srnka
Rebecca Varga

Ilustración médica
Stephen Graepel
Michael King

Indexación
Larry Harrison

Escritores colaboradores y revisores

Mark Bolander, M.D.
Bart Clarke, M.D.
Darla J. Enright
Lorraine Fitzpatrick, M.D.
Christopher Frye
Daniel Hurley, M.D.
Ann Kearns, M.D.
Kurt Kennel, M.D.

Timothy Maus, M.D.
Joseph Melton, III, M.D.
Thomas Morgahan, M.D.
Jennifer K. Nelson, R.D.
Mehrsheed Sinaki, M.D.
Heinz Wahner, M.D.
Michael Whitaker, M.D.

Prefacio

Hace treinta años la osteoporosis se consideraba un resultado desafortunado del envejecimiento. Poca gente daba crédito a la predicción del Dr. Larry Riggs de que la osteoporosis se convertiría en una enfermedad prevenible — de hecho, curable — en su vida profesional. Pero en parte por los esfuerzos del Dr. Riggs, un médico de la Clínica Mayo y verdadero pionero en la investigación en osteoporosis, su profecía se ha convertido en gran parte en un hecho. Actualmente, la pérdida de hueso debida al envejecimiento o como resultado de otras enfermedades y medicamentos puede generalmente evitarse o manejarse. Las generaciones futuras no presentarán el grado de fracturas, dolor e incapacidad por osteoporosis que se presentaba en el pasado.

La *Guía de la Clínica Mayo sobre osteoporosis* enfatiza el enfoque de que la persona debe hacerse cargo de la enfermedad para manejarla con éxito, proporcionando información detallada y guías sobre la alimentación, ejercicio, medicamentos y control del dolor. La atención se enfoca en reducir el riesgo de fracturas y caídas, alertándolo sobre la importancia de una buena postura y los movimientos de riesgo que debe evitar. También hay información confiable respecto a los últimos avances en los medicamentos y consejos inteligentes sobre la forma de valorar las opciones de tratamiento.

Los médicos de la Clínica Mayo que se especializan en osteoporosis han revisado cada uno de los capítulos para asegurar que recibe usted la información más adecuada. Estos médicos fueron auxiliados por especialistas de la Clínica Mayo en fisioterapia, nutrición y manejo del dolor.

Creemos que encontrará que este libro es un recurso práctico para manejar eficazmente la osteoporosis. El uso de las estrategias descritas en estas páginas, junto con el apoyo de familiares y amigos y la guía de su médico personal, pueden ofrecerle la mejor oportunidad para controlar la enfermedad y continuar viviendo una vida activa e independiente.

Stephen Hodgson, M.D.
Editor en jefe

Contenido

Parte 2: Cómo prevenir y tratar la osteoporosis

Parte 1

Cómo entender la osteoporosis

Capítulo 1

¿Qué es la osteoporosis?

L a osteoporosis es una enfermedad que hace que los huesos se vuelvan débiles, frágiles y propensos a fracturas. La palabra *osteoporosis* significa "huesos porosos". Ésta es un buena descripción de lo que pasa en el esqueleto si tiene usted la enfermedad. Debido a la pérdida de tejido óseo, los huesos que eran densos y fuertes pueden no ser capaces de soportar la carga ni siquiera de la actividad normal, como agacharse o girar sobre el torso para ver atrás de usted.

Hasta hace poco tiempo, la enfermedad que adelgaza los huesos era considerada como una parte natural del envejecimiento, como las canas y las arrugas. Pero no tiene nada de natural. No es natural perder 10 cm de estatura. Y ciertamente no es natural fracturarse un hueso simplemente por toser o abrazar a alguien. Pero esto es precisamente lo que puede suceder si es usted uno de los millones de personas — 80 por ciento de mujeres — que actualmente tienen osteoporosis, o si es usted uno de los otros millones con densidad ósea lo suficientemente baja para tener alto riesgo de osteoporosis.

Las buenas noticias son que la osteoporosis puede prevenirse y tratarse. Las claves para el éxito son formar un esqueleto fuerte cuando es joven y hacer más lenta la velocidad de la pérdida de hueso al avanzar la edad. Incluso si tiene ya osteoporosis, una buena nutrición, ejercicio y medicamentos pueden hacer más lenta o en algunos casos revertir su progresión. Nunca es demasiado tarde para hacer algo por la salud de los huesos.

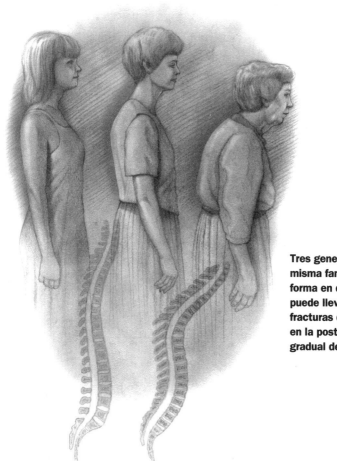

Tres generaciones de la misma familia ilustran la forma en que la osteoporosis puede llevar lentamente a fracturas de huesos, cambios en la postura y pérdida gradual de estatura.

Las consecuencias de la osteoporosis

Cada año la osteoporosis es responsable de más de 1.5 millones de fracturas. Típicamente estas fracturas ocurren en la columna, cadera o muñeca, pero pueden ocurrir en otros huesos también. Una fractura por compresión de la columna hace que las vértebras se colapsen y puede llevar a una pérdida de centímetros de estatura y posiblemente una postura encorvada. Sólo un tercio de la gente que se fractura la cadera nuca vuelve a ser tan activa como antes de la fractura. Y casi un tercio van a un asilo de ancianos permanentemente. Y como si esto no fuera suficiente, añada el dolor crónico y los sentimientos de ansiedad y depresión a los problemas que puede causar la osteoporosis.

La osteoporosis a través del tiempo

Las momias egipcias antiguas con su reveladora evidencia de fracturas de la cadera sugieren que la osteoporosis ha sido un problema de la humanidad a través de milenios. Pero hasta muy recientemente, la osteoporosis no se consideraba una enfermedad. Se pensaba que era una parte ineludible del envejecimiento. Los estereotipos de la literatura, el arte e incluso la televisión reforzaron esta idea. Desde la mujer vieja que vivía en un zapato hasta la abuelita de la serie de televisión *Los Beverly Ricos*, los caracteres femeninos ancianos fueron representados caminando con pasos vacilantes y encorvados con la llamada joroba de viuda.

En la década de 1830, un médico francés que estudiaba los efectos de la enfermedad sobre el cuerpo humano observó que algunos huesos de la gente tenían grandes agujeros como un panal de miel, lo que debilita grandemente su estructura. Fue la primera persona en describir este trastorno que llamó osteoporosis. Desafortunadamente el médico francés no consideró que esto fuera un signo de enfermedad y continuó su investigación en diferentes vías.

En la década de 1940, el Dr. Fuller Albright, del Hospital General de Massachusetts, estableció la relación entre los estrógenos y la osteoporosis. Notó que muchos de sus pacientes que tenían problemas de huesos débiles y fracturas eran mujeres de edad avanzada después de la menopausia. El Dr. Albright pensó que la disminución importante de los estrógenos que ocurre durante la menopausia estaba causando la pérdida anormal de hueso. Identificó correctamente el trastorno como osteoporosis posmenopáusica y desarrolló el tratamiento que es conocido como terapia hormonal de reemplazo (THR).

Incluso hace 30 años prevalecían las viejas nociones. Se decía a las mujeres que tomaran calcio y "vivieran con el trastorno". A partir de entonces, nuevos descubrimientos han transformado la comprensión de los médicos. La osteoporosis no es una parte natural del envejecimiento sino más bien una enfermedad compleja relacionada con casi todos los aspectos de la salud. La osteoporosis no es sólo un problema de las mujeres de edad avanzada. Es un problema que está surgiendo entre los hombres ancianos también.

Formar hueso cuando usted es joven y está creciendo es tan importante como hacer más lenta la pérdida de hueso al avanzar la edad.

La osteoporosis es frecuente en las mujeres posmenopáusicas. Si es mujer y tiene más de 50 años de edad, tiene una probabilidad de cincuenta por ciento de fracturarse un hueso en el resto de su vida. Generalmente el riesgo de fracturarse una cadera es aproximadamente el mismo que el riesgo combinado de cáncer de mama, útero u ovario. Aunque menos hombres que mujeres tienen osteoporosis, los hombres tienen un riesgo más alto de muerte en el año siguiente de fracturarse una cadera.

La osteoporosis es una enfermedad silenciosa porque el deterioro del hueso no produce dolor, y una fractura ósea es a menudo el primer y el único signo de que tiene usted el trastorno. Generalmente, en ese momento la enfermedad está bien desarrollada en partes del esqueleto. Pero tal vez el silencio se debe también a la falta de conocimiento. La investigación indica que mucha gente sabe poco o nada de la enfermedad.

El banco de hueso

Piense en el esqueleto como en un banco de hueso. Así como los beneficios financieros de los fondos que usted deposita y puede retirar en tiempos de necesidad, los huesos se benefician de un fondo de calcio y otros minerales que usted deposita en el esqueleto. La buena salud del hueso depende de mantener solvente su cuenta en el banco de hueso, con amplias reservas de minerales y capaz de satisfacer todas las necesidades del cuerpo.

Múltiples transacciones diarias van a su cuenta del banco de hueso. A través de la vida, se forma y se deposita constantemente hueso nuevo. El hueso viejo o gastado se degrada y se elimina constantemente. Este proceso es la forma en que el esqueleto se renueva y se mantiene. Para los adultos, la situación ideal es tener aproximadamente los mismos depósitos que los retiros.

Es importante conocer varios términos clave que se relacionan con el concepto del banco de hueso. La *masa ósea* es la cantidad total de tejido óseo que tiene en el esqueleto — los activos de la cuenta en cualquier momento. La *densidad ósea* se refiere a qué tan fuertemente está empacado este tejido — en otras palabras, qué tan ricos en minerales son los huesos. La *resistencia ósea* se refiere a la capacidad del hueso para soportar carga, y depende de la densidad, la masa y la calidad óseas. Mientras más hueso tenga usted y más denso sea, más fuerte es el esqueleto — y más sólida y más profunda es su cuenta en el banco de hueso. Los huesos fuertes hacen que sea menos probable que desarrolle osteoporosis o que presente fracturas.

No tener suficiente hueso en el banco

Generalmente después de los 30 años de edad, la cuenta en el banco de hueso empieza a disminuir. Los retiros de la cuenta están excediendo a los depósitos. Empieza gradualmente a perder masa ósea y densidad ósea. Esto es normal. Lo que no es normal es cuando los retiros son mayores que los depósitos a tal velocidad que partes del esqueleto se vuelven débiles y frágiles. Los científicos tienen que aprender todavía todas las razones por las que esto ocurre.

La pérdida de hueso no significa que pierde huesos completos, por supuesto. Es el contenido mineral de los huesos el que se agota. La corteza externa de un hueso se vuelve más delgada, y el interior se vuelve más poroso. Esta acción lleva a la bancarrota de la resistencia del esqueleto. En el microscopio, un hueso afectado con osteoporosis se ve como un puente de acero al que le faltan muchas vigas. Igual que un puente roto, puede no ser capaz ya de soportar las cargas de la vida diaria y las fuerzas que se aplican.

El riesgo de osteoporosis no depende sólo de la velocidad actual de la pérdida de hueso. También depende de cuánto hueso puso en la cuenta del banco cuando era joven y estaba en crecimiento. Eso hace que la osteoporosis sea una preocupación para una persona joven igual que para un adulto de edad avanzada.

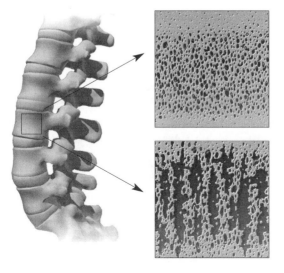

El hueso normal es fuerte y flexible.

El hueso osteoporótico es más poroso, débil y propenso a fracturarse.

La osteoporosis no es osteoartritis

La osteoporosis y la osteoartritis son trastornos diferentes con signos y síntomas muy diferentes. La osteoporosis debilita los huesos. La osteoartritis afecta las articulaciones, los sitios en donde los huesos se unen entre sí. El cartílago que acojina los huesos y que evita que se froten uno contra otro se gasta. Las articulaciones ruidosas, dolorosas y deformadas son signos y síntomas frecuentes de osteoartritis. La osteoporosis no se nota a menudo hasta que se fractura un hueso.

Signos y síntomas

La osteoporosis es un ladrón artero. La pérdida de hueso ocurre sin dolor a través de muchos años. Incluso si la pérdida de hueso es anormalmente alta, probablemente no tendrá ningún signo o síntoma durante los periodos iniciales.

Entonces, un día se fractura un hueso al estar haciendo una tarea de rutina. Pude ser que se fracture una costilla al estar levantando un bulto o que se fracture una muñeca al caerse. En este punto, la osteoporosis puede estar bien establecida y partes del esqueleto se han vuelto muy débiles.

Pueden ocurrir otros signos y síntomas si ha presentado una fractura por compresión de la columna, incluyendo:
- Dolor de espalda
- Pérdida de estatura con el tiempo
- Postura encorvada

Es bueno repetir que ninguno de estos signos y síntomas ocurren debido a la osteoporosis, a menos que tenga usted una fractura.

Tener dolor de espalda no significa necesariamente que tiene osteoporosis. Las causas más frecuentes de dolor de espalda son distensión muscular y otros trastornos, como la artritis. Sin embargo, el dolor de espalda puede ser debido a una fractura relacionada con osteoporosis de la columna, y debe determinarse la causa.

Debido a que no hay pistas del desarrollo de osteoporosis en las fases iniciales, es importante ser consciente de los factores de riesgo (ver Capítulo 4). Si está preocupado, pida al médico que determine la densidad ósea antes que el trastorno debilite el esqueleto. El tiempo para actuar es antes que se fracture un hueso.

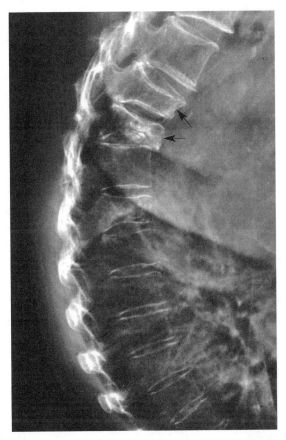

Esta radiografía muestra la forma en que las fracturas por compresión de las vértebras (ver las flechas) producen una curvatura anormal de la columna y una postura encorvada.

Tipos

La osteoporosis se desarrolla por diferentes razones. Para seleccionar el tratamiento correcto, el médico determina si tiene usted la forma primaria o secundaria de la enfermedad. Un trastorno primario es el resultado de un proceso específico, aunque la causa directa es desconocida. Un trastorno secundario tiene una causa conocida, como otra enfermedad o el uso de medicamentos. Tratar la causa puede a menudo prevenir fracturas futuras.

Las dos formas más importantes de osteoporosis primaria son llamadas posmenopáusica y relacionada con la edad. A menudo la osteoporosis es el resultado de ambas. Hay muchas formas secundarias de osteoporosis, aunque son menos frecuentes que las formas primarias.

Osteoporosis posmenopáusica

La osteoporosis posmenopáusica se presenta durante y después de la menopausia al disminuir los estrógenos, que favorecen la acumulación de hueso. Es también llamada osteoporosis primaria tipo 1.

En la mayoría de las mujeres, la menopausia ocurre alrededor de los 50 años de edad. Los niveles de estrógenos empiezan a disminuir dos a tres años antes del último ciclo menstrual. La disminución continúa hasta tres o cuatro años después del último ciclo menstrual. La pérdida de hueso se acelera porque los estrógenos, que proporcionan ayuda valiosa para mantener la salud de los huesos, no están ya suficientemente disponibles. Puede perder 1 a 3 por ciento de la masa ósea cada año durante los primeros cinco a siete años después de la menopausia. Alrededor de los 70 años, la pérdida de hueso se hace más lenta pero no se detiene. Hacia la edad avanzada, muchas mujeres han perdido 35 a 50 por ciento de la masa ósea.

Si llega a la menopausia con una masa ósea baja, o si pierde hueso rápidamente después de la menopausia, tiene mayor probabilidad de desarrollar osteoporosis. Por esta razón, la menopausia es un buen tiempo para tomar medidas para proteger los huesos, si todavía no lo ha hecho.

Osteoporosis relacionada con la edad

Todos los individuos pierden hueso con la edad. Es normal perder entre 0.4 y 1.8 por ciento de la masa ósea cada año hasta los 80 años de edad. La formación de hueso disminuye y la degradación de hueso sigue igual o aumenta. La estructura interna de los huesos se debilita y la corteza externa se adelgaza. Estos acontecimientos son una parte frecuente del envejecimiento. Pero no es normal perder tanto hueso que desarrolle osteoporosis.

La osteoporosis relacionada con la edad es llamada también osteoporosis primaria tipo 2. En las mujeres generalmente se combina con la osteoporosis posmenopáusica. La forma de osteoporosis del envejecimiento empieza generalmente después que la forma posmenopáusica, y la pérdida de hueso ocurre más lentamente. A menudo usted no sabe que tiene el trastorno hasta los 75 años o después.

Formas secundarias de osteoporosis

La osteoporosis secundaria puede ser causada por ciertas enfermedades, procedimientos quirúrgicos o medicamentos que aceleran la pérdida de hueso. Las causas secundarias son un factor en 20 a 30 por ciento de las

Los hombres pueden tener osteoporosis también

Sin duda alguna, los hombres pueden también tener osteoporosis. Los hombres empiezan a perder masa ósea a una tasa constante aproximada de 1 por ciento cada año. Hacia los 65 años, los hombres pierden masa ósea aproximadamente igual de rápido que las mujeres, y hacia los 75 años un tercio de todos los hombres tienen osteoporosis. A partir de esta edad, la osteoporosis es igualmente frecuente en los hombres que en las mujeres.

Debido a que muchos hombres piensan que la osteoporosis es una enfermedad de las mujeres, ignoran medidas sencillas que pueden tomar para prevenirla. ¿"Por qué preocuparme respecto a la osteoporosis? Soy hombre, ¿no?". No se engañe. Uno de cada ocho hombres mayores de 50 años tendrá una fractura relacionada con la osteoporosis. Millones de hombres tienen osteoporosis. Y otros más tienen riesgo de desarrollarla.

mujeres posmenopáusicas con osteoporosis y aproximadamente en 50 por ciento de las mujeres que están acercándose a la menopausia (perimenopáusicas). Aproximadamente 50 por ciento de los hombres con osteoporosis tiene una causa secundaria.

En general, mientras más joven es usted cuando se diagnostica osteoporosis, mayor probabilidad tiene de que una causa secundaria esté contribuyendo al problema. Además, mucha gente que tiene osteoporosis secundaria tiene o desarrollará osteoporosis primaria también.

Para más detalles respecto a las muchas causas de la osteoporosis secundaria, vea el Capítulo 4, que discute su riesgo de osteoporosis. El cuadro de la página 12 enumera múltiples factores que pueden producir osteoporosis secundaria. No es una lista exhaustiva, pero incluye algunas de las causas más frecuentes.

Una perspectiva positiva sobre la salud del hueso

Un cuenta en el banco es una analogía útil para describir la forma en que el esqueleto se mantiene a sí mismo y lo que sucede a los huesos

Causas secundarias de osteoporosis en adultos

Para mayor información, vea el Capítulo 4.

Medicamentos

- Corticosteroides
- Anticonvulsivantes
- Exceso de medicamentos tiroideos
- Algunos diuréticos
- Ciertos medicamentos que adelgazan la sangre
- Algunos inhibidores hormonales

Trastornos médicos

- Trastornos endocrinos
  » Deficiencia de hormonas sexuales (hipogonadismo)
  » Exceso de hormona paratiroidea (hiperparatiroidismo)
  » Síndrome de Cushing
  » Diabetes tipo 1
- Trastornos del estómago, intestino e hígado
  » Enfermedad de Crohn
  » Enfermedad celíaca
  » Cirrosis biliar primaria
  » Intolerancia a la lactosa
- Artritis reumatoide
- Falta de menstruación (amenorrea)
- Reposo prolongado en cama por un trastorno médico

Procedimientos quirúrgicos

- Trasplantes de órganos
- Cirugía gástrica e intestinal alta

afectados con osteoporosis. Pero la analogía no debe llevarse demasiado lejos. La densidad ósea baja — una cuenta de banco baja — lo pone en un riesgo mayor de osteoporosis, pero no significa que seguramente tendrá una fractura en el futuro.

La masa ósea baja y la densidad ósea baja son buenos indicadores de osteoporosis. Sin embargo, igual que la salud financiera no puede juzgarse únicamente por lo que ha ahorrado en el banco, la salud ósea no se basa únicamente en las cifras de un estudio de densidad ósea.

El médico necesita tomar en cuenta también la estructura ósea, edad, sexo y estilo de vida para determinar el riesgo de osteoporosis. Incluso el riesgo alto no garantiza que usted desarrollará la enfermedad.

Capítulo 2

El ciclo de vida de los huesos

En la imaginación popular, los huesos se conciben como sólidos e inflexibles, incluso sin vida. Lejos de ser un marco inerte que soporta su cuerpo, el esqueleto tiene una vida activa, aunque secreta. Los huesos son tejido viviente, en un estado dinámico de renovación y cambio.

El hueso existente es reemplazado continuamente con hueso nuevo en lo que se conoce como ciclo de remodelación del hueso. En cualquier momento determinado, millones de proyectos de remoción y formación de hueso están sucediendo dentro del esqueleto. Este proceso ocurre durante toda la vida, pero el equilibrio entre cuánto hueso se elimina y cuánto hueso se forma es variable.

Cada periodo de la vida influye sobre el desarrollo de la salud ósea, empezando con el crecimiento fetal en la matriz y continuando durante la infancia y adolescencia. En los años de la vida adulta joven, los huesos crecen a su máximo potencial en tamaño y densidad. En los años tardíos de la vida adulta, el proceso cambia al empezar usted a perder hueso más rápidamente de lo que se forma.

Este conocimiento del ciclo de remodelación puede ayudarlo a entender algunos de los cambios de la salud del hueso y de la estructura ósea al avanzar la edad. Estos cambios varían entre las personas porque están implicados muchos factores. Las acciones positivas que usted puede tomar — a cualquier edad, pero mientras más pronto mejor — pueden ayudar a minimizar los efectos negativos del cambio.

Principios básicos de los huesos

La estructura básica del hueso es una red de fibras formada principalmente de proteína colágena. Incrustados dentro de esta red se encuentran depósitos de minerales como calcio y fósforo, con menores cantidades de sodio, magnesio y potasio. Estos minerales se mezclan con agua para formar una sustancia dura, como cemento, que hace que el hueso sea firme y fuerte.

El hueso está formado por tres tipos de tejido: hueso cortical, hueso trabecular y hueso medular. El hueso cortical (compacto) es una corteza externa densa. Sus componentes básicos están fuertemente empaquetados en unidades que tienen forma de bastón llamados osteones, que parecen como cebollas verdes juntas. Los osteones están formados por capas concéntricas de tejido, como las capas de una

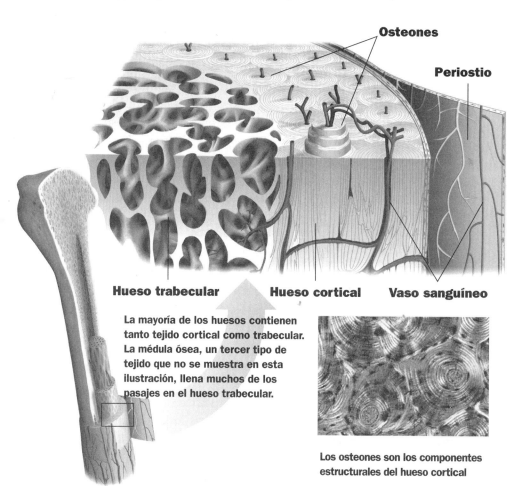

Osteones

Periostio

Hueso trabecular   **Hueso cortical**   **Vaso sanguíneo**

La mayoría de los huesos contienen tanto tejido cortical como trabecular. La médula ósea, un tercer tipo de tejido que no se muestra en esta ilustración, llena muchos de los pasajes en el hueso trabecular.

Los osteones son los componentes estructurales del hueso cortical cebolla. En cada capa las fibras colágenas tienen diferentes direcciones, lo que proporciona una mayor resistencia.

El hueso cortical rodea un tipo de tejido llamado hueso esponjoso o trabecular, también llamado hueso esponjoso (canceloso). *Esponjoso* significa "en forma de red". En este tipo de tejido, millones de hebras diminutas que se entrelazan, llamadas trabéculas, forman una estructura compleja de red. Las trabéculas están orientadas a lo largo de las líneas de mayor presión o carga en algunos huesos.

Esta combinación de tejido cortical denso con un núcleo flexible de tejido trabecular es lo que hace que los huesos sean fuertes y ligeros. El esqueleto es una estructura dura, pero en cierto grado flexible, que soporta el cuerpo, protege al cerebro y otros órganos vitales, y le permite caminar, correr, saltar, bailar y moverse en tantas formas.

La mayoría de los huesos tienen tejido cortical y trabecular, pero la proporción varía entre los huesos. Los huesos largos de los brazos,

Constructores claves de los huesos

Los minerales, como las vitaminas, son sustancias que el cuerpo necesita en ciertas cantidades para el crecimiento y función normales. Debido a que el cuerpo no puede elaborar la mayoría de minerales y vitaminas, debe usted obtenerlas de los alimentos o, en algunos casos, de suplementos.

Los minerales tienen funciones importantes en el cuerpo, incluyendo el desarrollo y mantenimiento de los huesos. Los huesos sirven también como un almacén — o banco — de ciertos minerales, incluyendo calcio, fósforo y magnesio. Cuando estos minerales faltan en la alimentación, son extraídos de las reservas de los huesos. El retiro cuantioso del banco de hueso podría dificultar la capacidad del esqueleto de funcionar normalmente.

El calcio es el mineral más importante para la salud del hueso. Noventa y nueve por ciento del calcio total del cuerpo es almacenado en el esqueleto. Además de elaborar huesos y dientes fuertes, el calcio es necesario para que el corazón, músculos y nervios funcionen adecuadamente y para que la sangre coagule normalmente.

Minerales adicionales que contribuyen al mantenimiento del hueso son el fósforo y el magnesio, y cantidades mínimas de otros minerales. La mayoría de la gente que consume una alimentación balanceada o que toma un multivitamínico convencional obtiene cantidades suficientes de estos minerales.

piernas y costillas son sobre todo huesos corticales, mientras que los huesos con formas irregulares, como la pelvis o las vértebras de la columna, son sobre todo huesos trabeculares.

La médula ósea, el tercer tipo de tejido óseo, es una sustancia blanda que llena los agujeros y pasajes en el interior de los huesos. La médula ósea elabora los glóbulos rojos vitales que llevan el oxígeno y los glóbulos blancos que combaten los gérmenes. En los huesos largos, como el fémur del muslo, la médula ósea llena un canal que corre a lo largo del eje central.

Una membrana delgada llamada periostio cubre la superficie externa del hueso. Esta membrana contiene nervios que envían la señal del dolor y vasos sanguíneos que llevan nutrientes.

Remodelación ósea

El esqueleto es un proyecto de reparación de casa que nunca termina. Durante toda la vida, el tejido óseo es continuamente removido y reemplazado por hueso nuevo en un proceso llamado remodelación ósea (recambio óseo). Aunque el proceso es imperceptible para los sentidos, millones de secciones diminutas en la superficie de los huesos se encuentran simultáneamente en reconstrucción.

La remodelación ósea ocurre por varias razones importantes. Una es simplemente para reparar el daño causado por el desgaste. Otra es asegurar que suficiente calcio y otros minerales circulan en la corriente sanguínea para llevar a cabo las múltiples funciones corporales que dependen de estos minerales. Finalmente, la remodelación es una respuesta a la actividad física. El esqueleto se adapta a cargas más pesadas y a esfuerzos más grandes formando hueso nuevo.

Esta regeneración del esqueleto ocurre en dos fases básicas. La fase inicial es la degradación de hueso (resorción), la segunda es la formación de hueso. Cada fase se lleva a cabo por un equipo especializado de células óseas y es regulada por hormonas y otras sustancias del cuerpo.

Durante la resorción se activan células llamadas osteoclastos en sitios de la superficie del hueso. Estas células se unen al hueso y, equipadas con enzimas especiales, empiezan a degradar su superficie. Al penetrar los osteoclastos en el hueso se liberan proteínas y minerales que circulan en la corriente sanguínea, algunas veces para uso en otras partes del cuerpo. La actividad de los osteoclastos forma cavidades microscópicas en la superficie.

La resorción ósea es seguida de formación ósea, que se lleva a cabo por otras células especializadas llamadas osteoblastos. Los osteoblastos migran a áreas excavadas y empiezan a llenar las cavidades con colágena. Esta red de proteína se endurece al depositarse los minerales que llegan en la corriente sanguínea y son redepositados en la colágena. El ciclo termina cuando la colágena está completamente mineralizada — el hueso que fue removido ha sido reemplazado.

Un ciclo completo de remodelación de hueso en un sitio — la excavación de una cavidad y el reemplazo de colágena y minerales en la cavidad — tarda aproximadamente tres a seis meses en los niños y adolescentes y seis a 12 meses en los adultos. En adultos de edad avanzada, el proceso puede tardar hasta 18 meses.

Igual que en la mayoría de proyectos de remodelación, la demolición procede más rápidamente que la reconstrucción. Por lo tanto, generalmente para mantener el esqueleto en un determinado momento, menos secciones se están degradando que las que se están reconstruyendo. Para la gente entre 30 y 40 años de edad, alrededor de 1 por ciento del esqueleto está sufriendo resorción al mismo tiempo que aproximadamente 4 por ciento está llevando a cabo formación. A esta velocidad, el esqueleto se regenera completamente cada 10 años.

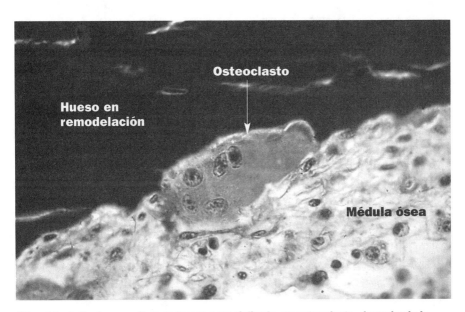

Microfotografía de una célula de hueso especializada, un osteoclasto, degradando la superficie del hueso durante la resorción.

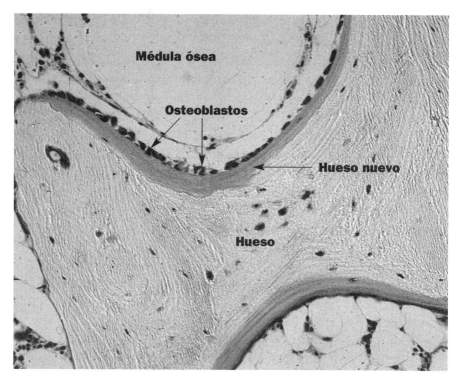

Microfotografía de la formación de hueso que muestra una línea de células óseas especializadas llamadas osteoblastos trabajando.

Un proceso cuidadosamente regulado

Las actividades de los osteoclastos y osteoblastos en el ciclo de remodelación del hueso son controladas por hormonas y otras sustancias que permiten que las células del hueso se comuniquen entre sí. Las hormonas afectan también la cantidad de calcio que es extraída del alimento y la cantidad de calcio que es eliminada del cuerpo.

La palabra *hormona* significa "excitar" o "estimular". Las hormonas son mensajeros químicos que llegan a partes específicas del cuerpo para ayudar a regular muchos procesos y funciones. Las hormonas son parte del sistema endocrino, que es un sistema de glándulas especializadas. Las glándulas producen y secretan hormonas en la corriente sanguínea cuando se requieren. Debido a que el sistema endocrino está involucrado en la remodelación ósea, los endocrinólogos son algunos de los especialistas que tratan la osteoporosis.

La hormona principal involucrada en la remodelación ósea es la hormona paratiroidea (PTH), que es producida por cuatro pequeñas

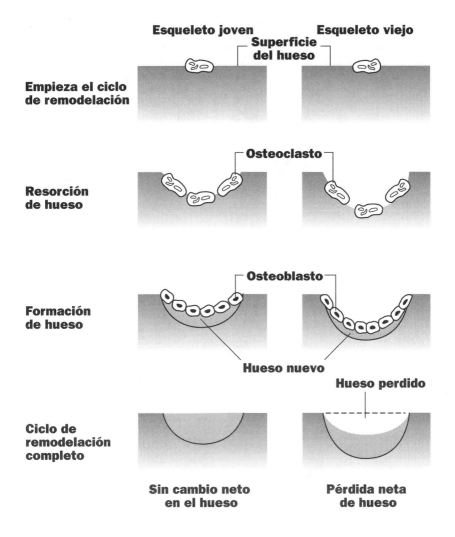

glándulas que se encuentran en la base del cuello. Cuando el nivel de calcio en la corriente sanguínea disminuye, las glándulas paratiroides secretan PTH. La hormona estimula a los osteoclastos para degradar el hueso y liberar más calcio. En condiciones especiales, la PTH puede estimular también la formación de hueso.

Además de la PTH, otras sustancias ayudan a regular la remodelación ósea. Éstas incluyen la calcitonina — una hormona producida por la glándula tiroides — y hormonas sexuales, como los estrógenos y la testosterona. La PTH activa la vitamina D, que es necesaria para aumentar la cantidad de calcio absorbido en el tracto gastrointestinal y mantener el equilibrio de calcio en la corriente sanguínea.

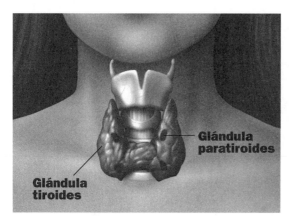

Hay cuatro glándulas paratiroides (indicadas por las áreas sombreadas) que se encuentran detrás de la glándula tiroides. Las glándulas paratiroides producen hormonas vitales para la salud de los huesos.

Glándula paratiroides

Glándula tiroides

Usted mantiene la fuerza del hueso cuando la cantidad que es removida por resorción es reemplazada completamente durante la fase de formación. Muchos factores entran en esta ecuación, incluyendo la edad, las hormonas, la alimentación y el ejercicio. Hay una gran variación entre las personas y entre una etapa de la vida y otra. En la infancia, adolescencia y vida adulta joven — los años principales de crecimiento físico —la masa ósea aumenta. Se forma más hueso del que es removido, creando un balance mineral positivo en el banco de hueso. Los cambios en el cuerpo, a menudo precipitados por la edad, cambian el ciclo de remodelación de un exceso de formación de hueso o equilibrio a pérdida de hueso.

Masa ósea máxima

Cuando usted es joven, el esqueleto debe crecer para seguir el ritmo de otros desarrollos de la infancia, adolescencia y vida adulta joven. En consecuencia, los huesos crecen y se hacen más densos y más fuertes, y la masa ósea aumenta. Después del brote de crecimiento de la adolescencia, los jóvenes han alcanzado generalmente hasta 60 por ciento de su masa ósea total. Hacia los 18 años, el crecimiento del esqueleto es casi completo.

La masa ósea continúa aumentando ligeramente entre los 20 y 30 años, y el esqueleto alcanza generalmente la masa máxima entre los 30 y 40 años. Esto se conoce como la masa ósea máxima — la mayor cantidad de masa ósea que puede usted alcanzar como resultado del crecimiento normal. En este punto los huesos están completamente desarrollados en tamaño y calidad.

La masa ósea máxima varía entre las personas. Es influenciada por muchos factores:

- **Herencia.** Los estudios indican que los factores genéticos son responsables aproximadamente de tres cuartas partes de la variación de la masa ósea máxima entre grupos de individuos.
- **Sexo.** La masa ósea máxima es generalmente mayor en los hombres que en las mujeres.
- **Raza.** Los blancos y la gente de ascendencia asiática tienen generalmente una menor densidad ósea que los negros, hispanos e indígenas estadounidenses.
- **Dieta.** La gente que tiene una alimentación adecuada en calcio y vitamina D alcanza generalmente una masa ósea máxima mayor que los individuos que no consumen suficiente calcio y vitamina D.
- **Actividad física.** El ejercicio y la actividad tienen un efecto positivo sobre el esqueleto porque los huesos responden haciéndose más densos y más fuertes.

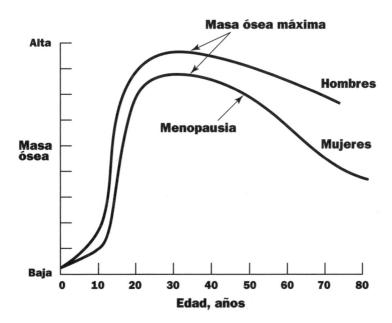

Densidad ósea con el tiempo

La densidad ósea, que varía con el sexo y la raza, tiene su máximo alrededor de los 35 años y luego disminuye lentamente con la edad. En general, mientras mayor es la masa ósea máxima, menor es el riesgo de presentar fracturas debidas a osteoporosis posteriormente en la vida.

- **Producción de hormonas.** Los estrógenos, la testosterona y otras hormonas contribuyen a la formación de hueso y al mantenimiento del esqueleto.
- **Trastornos médicos.** Algunos trastornos médicos crónicos y enfermedades graves pueden disminuir la masa ósea.
- **Estilo de vida.** Fumar y el abuso del alcohol pueden tener un efecto adverso sobre la densidad ósea.

Mientras mayor es la masa ósea máxima entre los 30 y 40 años, mayor protección tiene contra la osteoporosis, y menos probabilidad de fracturas en el futuro. Esto se debe a que se requiere más tiempo para que los efectos del envejecimiento o de la enfermedad debiliten los huesos fuertes hasta el punto en que se fracturan fácilmente. Por lo tanto, si es joven, una forma importante de protegerse de la osteoporosis es desarrollar hábitos y comportamientos que acumulan masa ósea. Pero si ha pasado la edad de la masa ósea máxima, no se desespere. Muchos de estos mismos hábitos y comportamientos son eficaces para prevenir o hacer más lenta la pérdida de hueso.

Envejecimiento y los huesos

La remodelación ósea continúa después que alcanza la masa ósea máxima en algún momento entre los 30 y 40 años, pero el equilibrio entre la formación y resorción cambia. Cuando es joven, la formación de hueso generalmente es mayor que la resorción de hueso, para satisfacer las demandas del cuerpo en crecimiento. Al avanzar la edad, la velocidad de degradación ósea empieza a superar a la formación de hueso, y el número de sitios de resorción aumenta. Cada año durante esta transición, pierde un poco más de masa ósea de la que gana. En una década, experimetará tres a cinco por ciento de pérdida ósea. Esta pérdida de hueso es universal y afecta tanto a los hombres como a las mujeres. Afecta principalmente al hueso trabecular, que es menos denso que el hueso cortical.

Las razones de este cambio en el ciclo del hueso son complejas y no se comprenden por completo. Con la edad, los osteoblastos — las células que forman hueso — se vuelven menos activos y el hueso nuevo se forma más lentamente. Los cambios en la capacidad del cuerpo para absorber calcio, la disminución de la actividad y los niveles más bajos de ciertas hormonas desempeñan también un papel. Debido a estos cambios, la densidad ósea disminuye, y el esqueleto se vuelve más poroso y frágil.

Al envejecer la gente, los intestinos absorben gradualmente menos vitamina D y calcio de los alimentos que consumen, por lo que llegan

¿Se está encogiendo?

Probablemente alcanzó la estatura completa de adulto hacia los 18 años de edad — y pensó que siempre sería así de alto. En su lugar, al entrar en la edad mediana y después, puede encontrar que es menos alto. ¿Cómo puede pasar esto?

Día a día, independientemente de la edad, los discos que acojinan y separan las vértebras de la columna se están comprimiendo en las horas en que está despierto. En la noche, mientras descansa, los discos tienen una oportunidad para rehidratarse y expandirse. Puede de hecho ser un poco más alto en la mañana que en la noche.

Con el tiempo, sin embargo, estos discos vertebrales se encogen naturalmente, haciendo que todos pierdan un poco de estatura con la edad. Esta pérdida es normalmente ligera — 2.5 cm o menos. La osteoporosis puede hacer que las vértebras de la columna se compriman o incluso se colapsen, llevando a una mayor pérdida de estatura de lo normal.

Si sospecha que se está "encogiendo" hable con el médico. Probablemente le hagan escrutinio para osteoporosis.

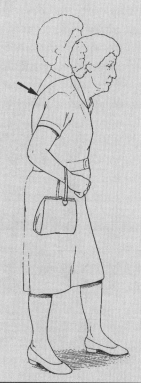

Hueso osteoporótico

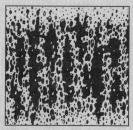

Hueso normal

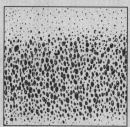

Uno de los posibles efectos a largo plazo de la osteoporosis es una serie de fracturas por compresión que pueden producir una postura encorvada y la apariencia de una joroba en la parte superior de la espalda.

menos minerales a la corriente sanguínea. Los riñones parecen perder algo de la capacidad para conservar calcio, y como resultado se pierde más calcio en la orina. Al envejecer, mucha gente consume menos productos que contienen calcio, como los productos lácteos, por intolerancia al azúcar (lactosa) de la leche o porque estos productos contribuyen al estreñimiento.

La producción de vitamina D puede disminuir también al avanzar la edad. La fuente mayor de vitamina D es la luz del sol, y muchos adultos de edad avanzada pasan menos tiempo en el sol que antes. Con la edad, la piel se vuelve también menos eficiente para sintetizar vitamina D de los rayos del sol. Los adultos de edad avanzada pueden consumir menos productos lácteos, lo que resulta en menor aporte alimenticio de la vitamina. Con menos vitamina D para ayudar a la absorción de calcio, el calcio que se ingiere puede no llegar a la circulación sanguínea.

La pérdida de hueso que ocurre naturalmente con la edad tanto en los hombres como en las mujeres es un proceso lento. Pero la pérdida de hueso se acelera de manera importante en las mujeres después de la menopausia, principalmente debido a los niveles menores de estrógenos. Una mujer puede perder hasta 20 por ciento de su masa ósea en los cinco a siete años siguientes a la menopausia.

Los hombres producen pequeñas cantidades de estrógenos, además de testosterona. Aunque no presentan pérdida ósea comparable a la mitad de la vida, los menores niveles de estrógenos afectan también la densidad ósea de los hombres.

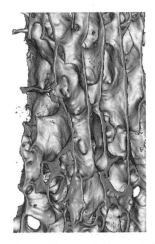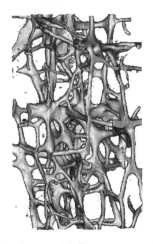

Imágenes tridimensionales del hueso trabecular de una vértebra que compara el hueso saludable (izquierda) con el hueso que se ha debilitado con osteoporosis (derecha).

Menopausia

La menopausia, que normalmente empieza alrededor de los 50 años, ocurre cuando los ovarios de la mujeres empiezan a elaborar menos estrógenos. Los periodos menstruales se vuelven irregulares y luego desaparecen completamente. Esta transición puede durar menos de un año o más de dos años para completarse. Los niveles menores de estrógenos y otras hormonas reproductivas son responsables de muchos de los cambios físicos y emocionales que las mujeres pueden presentar durante este tiempo.

Los estrógenos desempeñan diversas funciones en el cuerpo. Proporcionan la señal a los órganos reproductivos para madurar, y estimulan el impulso sexual. Los estrógenos tienen también un efecto protector sobre el hueso, promoviendo una mayor densidad y ayudando a regular la remodelación ósea. Cuando los ovarios producen menos estrógenos, los huesos pierden el efecto protector de la hormona, y la velocidad de la pérdida de hueso aumenta. Esta pérdida de hueso es irreversible, lo que coloca a las mujeres posmenopáusicas en alto riesgo de osteoporosis.

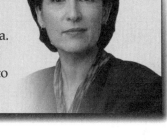

Hacia los 70 o 75 años de edad, la pérdida ósea de la mujer se hace más lenta pero no se detiene completamente. Al avanzar más la edad, puede perder 35 a 50 por ciento de la masa ósea. Un hombre puede perder 20 a 30 por ciento al envejecer.

Debido a la menor masa ósea máxima y la pérdida acelerada de hueso después de la menopausia, las mujeres tienen mayor probabilidad de desarrollar osteoporosis que los hombres, y sus huesos tienen mayor probabilidad de fracturarse. Los hombres generalmente tienen esqueletos más grandes y una masa ósea mayor que las mujeres, por lo que la pérdida de hueso causada por el envejecimiento es menos perjudicial.

Cómo maximizar la masa ósea máxima

La mayor parte del ciclo de remodelación del hueso es determinada por sus genes, y se puede esperar una cierta cantidad de pérdida ósea al avanzar la edad. Es crítica la cantidad de calcio y de otros minerales que se han depositado en el banco de hueso durante los años de formación máxima de hueso. Una masa ósea máxima elevada puede contrarrestar o atenuar el impacto de la pérdida de hueso en los años tardíos y puede disminuir el riesgo de fracturas. Puede tomar muchas medidas positivas para influir sobre el ciclo del hueso.

- Consuma una alimentación balanceada con adecuadas calorías, vitaminas y minerales, especialmente calcio y vitamina D.
- Practique ejercicio regularmente porque la actividad física contribuye a una mayor masa ósea.
- Evite fumar y consumir alcohol en exceso.
- Las mujeres adolescentes que empiezan a menstruar deben evitar la dieta excesiva y otros comportamientos que pueden interferir con los periodos menstruales.

Incluso si usted ha pasado la edad de la masa ósea máxima, estas medidas pueden ayudar todavía a mantener los huesos fuertes y sanos. Para mayor información, vea el Capítulo 7.

Capítulo 3

Fracturas y caídas

Una fractura ocurre cuando un hueso no puede soportar la fuerza física que se ejerce sobre él. Es a menudo el resultado de una caída, un golpe fuerte o algún otro impacto traumático. Mucha gente sufre una o más fracturas durante su vida.

Cuando era usted niño, un hueso fracturado puede haber sido doloroso, pero tenía que usar un yeso, lo cual resultaba divertido. Puede haber pensado que era todavía más divertido que todos firmaran el yeso y dibujaran caras en él. El incidente podría haber sido una buena historia posteriormente, de cuando se cayó usted de un árbol y se fracturó el brazo. Pero para los adultos de edad avanzada, fracturarse un hueso puede ser un evento serio, que tiene como resultado complicaciones que reducen seriamente su independencia o incluso pueden ser mortales. Por esta razón, prevenir las fracturas y caídas en los adultos de edad avanzada es un enfoque importante de los médicos y otros profesionales de los cuidados de la salud.

Una fractura de un hueso es la indicación más clara — y con mayor frecuencia la única — de osteoporosis. Cada año la osteoporosis es causa de 1.5 millones de fracturas en Estados Unidos, incluyendo unas 700,000 fracturas vertebrales y 300,000 fracturas de la cadera. La pérdida de densidad ósea es indolora y no se nota en las etapas iniciales. Cuando la densidad ósea alcanza un nivel en que se desarrolla osteoporosis, los huesos se debilitan y son menos capaces de soportar las presiones y cargas de las actividades de la vida diaria. La fractura es a menudo el resultado de un evento que normalmente consideraría de rutina, como levantar una bolsa de comestibles.

Tipos frecuentes de fracturas osteoporóticas

Como se describió en el Capítulo 2, al avanzar la edad — particularmente con los huesos afectados por osteoporosis — cambia el equilibrio en el ciclo de remodelación entre la degradación del hueso (resorción) y la formación de hueso. Con la edad, la resorción empieza a ocurrir a una velocidad mayor que la formación. Como resultado, la densidad ósea disminuye y los espacios abiertos dentro de la estructura ósea se ensanchan. Esto contribuye a la pérdida de masa ósea en el esqueleto, y a huesos que siendo mucho más ligeros y más débiles son más fáciles de fracturarse.

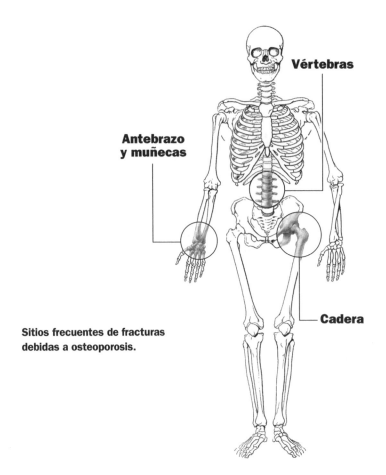

Vértebras

Antebrazo y muñecas

Cadera

Sitios frecuentes de fracturas debidas a osteoporosis.

Aunque las fracturas pueden ocurrir en cualquier hueso del cuerpo, las fracturas más frecuentes debidas a osteoporosis son de las vértebras y de la cadera — huesos que soportan directamente el peso. Las fracturas de la muñeca son también comunes. Con menos frecuencia pueden ocurrir fracturas en la pelvis y en los huesos largos, como el hueso del muslo y el húmero del brazo.

Las fracturas vertebrales pueden ocurrir sin ninguna caída o lesión — las vértebras de la columna se debilitan con el desgaste diario, lo cual lleva a fracturas por compresión. Las fracturas de la cadera y de la muñeca generalmente son resultado de una caída. Las fracturas de la cadera son la consecuencia más seria de la osteoporosis. Con rehabilitación apropiada, la mayoría de la gente evoluciona bien después del tratamiento quirúrgico de las fracturas de la cadera. Pero algunos casos pueden llevar a incapacidad o a la muerte por alguna enfermedad grave coexistente.

Fracturas vertebrales

Las vértebras soportan el cuerpo, le permiten pararse y protegen los nervios de la médula espinal. Las fracturas por compresión causadas por osteoporosis ocurren cuando las vértebras pierden densidad ósea hasta el punto del colapso. La parte del frente del cuerpo vertebral literalmente se derrumba. Estos tipos de fracturas generalmente suceden en la parte media (torácica) e inferior (lumbar) de la columna. La mayoría de fracturas por compresión ocurren como resultado de una actividad rutinaria, como agacharse, toser, estornudar o levantar un bulto pequeño. Si la densidad ósea de las vértebras es baja, este tipo de actividad es suficiente para causar una fractura. Sólo una de cada cuatro fracturas vertebrales se debe a una caída.

Una fractura por compresión a menudo no es detectada, aunque algunas veces puede ser dolorosa. El dolor puede empezar como una molestia persistente o aparecer abruptamente, y usted probablemente tendrá algún dolor al tocar cerca del área de la vértebra dañada. Menos de 10 por ciento de la gente con estas fracturas requiere ingresar a un hospital. Los signos de múltiples fracturas por compresión incluyen pérdida de estatura y una curvatura hacia adelante de la columna. En un trastorno conocido como xifosis, una curvatura exagerada de la columna puede dar la apariencia de una joroba en la espalda.

Durante la exploración física, el médico puede sospechar una fractura por compresión si usted se queja de dolor súbito en la espalda. Una radiografía de la columna puede revelar definitivamente

La columna flexible

La columna está formada por 24 huesos que se entrelazan llamados vértebras, que están una arriba de otra en una columna. Cada vértebra consiste en un cuerpo vertebral en forma de tonel y proyecciones óseas llamadas procesos que forman el arco vertebral, que protege la médula espinal. Las vértebras están separadas por discos de cartílago elástico que actúan absorbiendo las cargas, aplanándose bajo la presión para absorber los choques y sacudidas de la vida diaria. Las vértebras están dispuestas en ángulo, formando cuatro curvas suaves que aumentan la flexibilidad del cuerpo y el equilibrio.

Progresando a lo largo de la columna de arriba a abajo, las vértebras son más grandes y más gruesas. Las siete vértebras cervicales en la parte alta son pequeñas y delicadas. Soportan la cabeza. Las 12 vértebras torácicas soportan los brazos y tronco, y las cinco vértebras lumbares, que son las más grandes y las más fuertes, soportan el peso de la mayoría del cuerpo y le proporcionan un centro de gravedad estable.

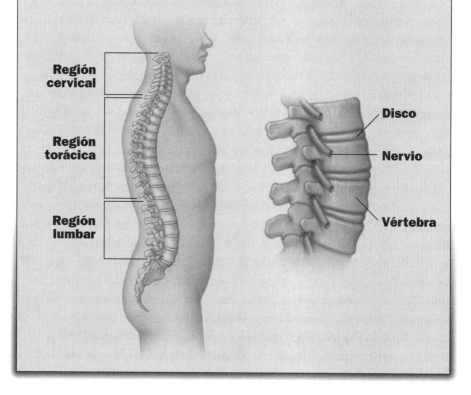

Región cervical

Región torácica

Región lumbar

Disco

Nervio

Vértebra

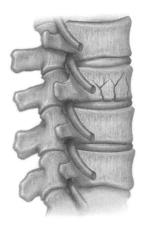

La osteoporosis puede hacer que las vértebras se fracturen y se compriman como resultado de la debilidad de la estructura ósea.

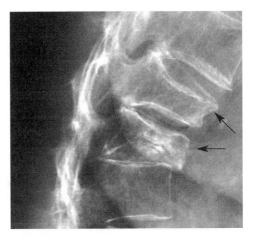

Imagen de rayos X de vértebras colapsadas (ver las flechas) que muestra cómo puede desarrollar la columna una curvatura anormal.

la vértebra comprimida, que se ve más delgada que las vértebras normales adyacentes.

Si una fractura vertebral no causa dolor, generalmente no se requiere tratamiento. Sin embargo, la osteoporosis subyacente debe ser tratada para prevenir fracturas futuras. En casos graves, la cirugía puede ser una opción para aliviar el dolor o disminuir los efectos de la curvatura extrema de la columna.

Fracturas de la cadera

Una fractura de la cadera es la consecuencia más grave de la osteoporosis. Es con mayor frecuencia resultado de una caída, especialmente al caer de lado o hacia atrás. Cada año más de 320,000 estadounidenses son hospitalizados por una fractura de la cadera. Los médicos esperan que el número sea mayor al aumentar la edad de la población.

Debido a que las mujeres de edad avanzada pierden densidad ósea a una velocidad mayor que los hombres, tienen una probabilidad dos o tres veces mayor de presentar una fractura de la cadera. Sin embargo, los hombres tienen una tasa mayor de muerte el año siguiente a una fractura de la cadera, sobre todo debido a enfermedades coexistentes y complicaciones de la fractura. Casi una cuarta parte de la gente de 50 años o más que tiene una fractura de la cadera muere en el año siguiente al incidente.

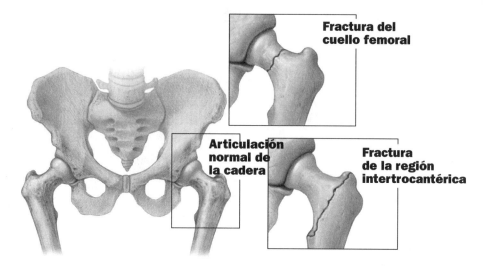

Fractura del cuello femoral

Articulación normal de la cadera

Fractura de la región intertrocantérica

La mayoría de las fracturas de la cadera ocurren en uno o dos sitios: el cuello femoral o la región intertrocantérica.

Noventa por ciento de todas las fracturas de la cadera ocurren en uno de dos sitios en el fémur, el hueso largo que se extiende de la pelvis a la rodilla:

- El cuello femoral, una sección delgada de la parte superior del fémur localizada inmediatamente por debajo del extremo redondeado que se adapta a la articulación de la cadera
- La región intertrocantérica, la parte superior del fémur inmediatamente por debajo del cuello femoral

A menudo el médico puede determinar que tiene usted una fractura de la cadera basándose en los signos y síntomas que presenta y observando la posición anormal de la cadera y pierna. Una radiografía puede confirmar que un hueso está fracturado y revelar exactamente qué parte de la cadera está fracturada.

Aunque una fractura de la cadera es generalmente tratable, las complicaciones de la fractura — como un coágulo de sangre o neumonía — pueden poner en peligro la vida, particularmente en adultos de edad avanzada con otros trastornos médicos serios como enfermedad cardiaca o diabetes. Si presenta una fractura de la cadera y está inmóvil durante un periodo largo, tiene riesgo de desarrollar coágulos de sangre. Es posible que un coágulo se aloje en un vaso sanguíneo del pulmón, bloqueando el flujo de sangre al tejido pulmonar y produciendo una obstrucción (embolia). Este trastorno puede ser mortal si no se trata rápidamente. Otros riesgos de la inmovilidad debida a fracturas de la cadera incluyen úlceras por presión e infección del tracto urinario.

Muchos adultos de edad avanzada — incluyendo los que tienen más de 80 años — se recuperan de una fractura de la cadera, aunque el periodo de recuperación puede tardar hasta un año, y la recuperación no siempre es completa. Durante la recuperación, mucha gente requiere ayuda en casa para realizar las actividades de la vida diaria como bañarse, vestirse y cocinar. Aproximadamente la mitad de los individuos mayores de 65 años que se fracturan la cadera ingresan a un sitio de cuidados de largo plazo mientras se recuperan porque necesitan ayuda que no está disponible en su casa. Generalmente, mientras mejor es la salud y movilidad antes de la fractura, mayores son las probabilidades de una recuperación completa.

Fracturas de la muñeca

Cuando siente usted que se está cayendo, el instinto natural puede ser extender los brazos para atenuar el impacto de la caída. Si la fuerza de la caída es mayor que la resistencia de los huesos de la muñeca, el resultado es a menudo una fractura. Los dos huesos principales del antebrazo son el radio y el cúbito. El sitio más frecuente de una fractura de la muñeca en la gente con osteoporosis es el extremo del radio, inmediatamente por abajo de la muñeca. Este tipo de fractura es llamada fractura de Colles. Algunas veces ambos huesos del antebrazo — el radio y el cúbito — se fracturan en una caída.

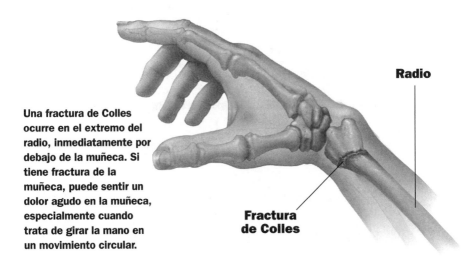

Radio

Una fractura de Colles ocurre en el extremo del radio, inmediatamente por debajo de la muñeca. Si tiene fractura de la muñeca, puede sentir un dolor agudo en la muñeca, especialmente cuando trata de girar la mano en un movimiento circular.

Fractura de Colles

Los signos y síntomas frecuentes de una fractura de Colles incluyen edema, dolor espontáneo y dolor con la presión sobre el área de la muñeca. Es probable también que encuentre difícil levantar o sostener un peso moderado. A menudo la muñeca está deformada, inclinada en un ángulo hacia la palma de la mano. Una radiografía puede ayudar al médico a determinar el sitio exacto y la extensión de la lesión.

Mucha gente se recupera de una fractura de Colles sin problemas, pero los adultos de edad avanzada tienen un riesgo mayor de complicaciones y no siempre recuperan la movilidad completa de la articulación de la muñeca. Las posibles complicaciones incluyen dolor crónico por daño al ligamento, a la articulación o artritis en la muñeca. El síndrome del túnel del carpo puede ser otra complicación a largo plazo si el nervio mediano, que pasa entre el radio y el cúbito, se ha lesionado y se inflama.

Riesgos de una caída

Una caída es una de las razones principales por las que los adultos se fracturan huesos. Resbalarse y caer puede sucederle a cualquiera por

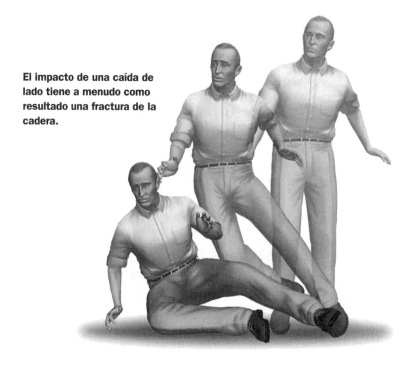

El impacto de una caída de lado tiene a menudo como resultado una fractura de la cadera.

La mecánica de una fractura

Parte de la investigación de la osteoporosis ha utilizado principios de ingeniería para calcular el riesgo de fractura. La cantidad de fuerza aplicada a la cadera o a la columna por ciertas actividades o acciones se compara con la cantidad máxima de presión que pueden soportar estos huesos — en forma similar a calcular el tonelaje que puede soportar un puente. Los investigadores pudieron identificar varias actividades y acciones que implican un alto riesgo de fractura.

Uno de los factores de riesgo más significativos de una fractura de la cadera es caer de lado, al ir caminando o estar parado. El impacto a menudo excede la capacidad de una cadera promedio de un adulto de edad avanzada de soportar la caída, lo que resulta en una fractura. Otros factores pueden influir también en el riesgo de fractura. Por ejemplo, absorber parte de la energía de la caída con los músculos de las piernas o usar una mano extendida para interrumpir la caída pueden reducir el impacto sobre la cadera. La piel y grasa alrededor del área de impacto o usar almohadillas protectoras en la cadera pueden reducir el daño causado por la caída.

También se ha determinado el riesgo de una fractura por compresión en la columna. Flexionándose en un ángulo de 30 grados y levantando un peso aproximadamente de 8 kilogramos — que puede ser el equivalente a levantar un niño pequeño o una bolsa de comestibles — puede duplicar el riesgo de una fractura por compresión si la densidad ósea es baja.

cualquier razón — un tapete suelto, una superficie resbalosa, una sorpresa súbita, un cambio inesperado en el camino o el mareo causado por una reacción a medicamentos. Pero al avanzar la edad, las caídas se vuelven más frecuentes porque puede tener una menor capacidad para reaccionar eficazmente a la situación. Varios cambios asociados a la edad — como problemas de equilibrio, pérdida de masa muscular y deterioro de la vista — pueden contribuir a tener un tiempo de reacción más lento. Los adultos de edad avanzada pierden también parte de la resistencia de los huesos y del cojinete graso, particularmente alrededor de la pelvis, que contribuyen a amortiguar las caídas. Además tienen mayor probabilidad de trastornos crónicos que dificultan la capacidad para moverse, y a menudo toman medicamentos que pueden causar mareo.

Aproximadamente un tercio de la gente mayor de 70 años se cae por lo menos una vez al año. Aunque sólo tres a seis por ciento de estas caídas producen una fractura, la fractura puede reducir grandemente la calidad de vida. Por eso es tan importante prevenir las caídas. A continuación se detallan algunos de los factores de riesgo principales de una caída, incluyendo algunos sobre los que puede usted influir o controlar.

Problemas de equilibrio

Al avanzar la edad, el sentido del equilibrio disminuye y el tiempo de reacción se hace más lento, con lo que aumenta la probabilidad de una caída. En circunstancias normales, el equilibrio es controlado por las señales enviadas al cerebro de tres sistemas sensoriales en el cuerpo:

- **El oído interno.** El más ligero movimiento de la cabeza activa sensores en el oído interno. Estos sensores envían señales eléctricas al cerebro, que está vigilando constantemente la posición de la cabeza en relación con el piso.
- **Los ojos.** Las señales visuales lo ayudan a determinar en dónde está el cuerpo en relación con el ambiente.
- **Los nervios sensoriales.** Los nervios de la piel, músculos y articulaciones envían mensajes al cerebro referentes al movimiento del cuerpo.

Un buen equilibrio depende por lo menos del buen funcionamiento de dos de estos sistemas. Por ejemplo, cerrar los ojos mientras lava el cabello en la ducha no significa que pierda el equilibrio — las señales del oído interno y los nervios sensoriales ayudan a mantenerlo de pie.

Si el sistema nervioso central es lento para procesar estas señales, si los mensajes son contradictorios o si los sistemas sensoriales no están funcionando adecuadamente, el equilibrio puede sufrir. Esto puede hacer que sea más difícil para usted evitar algo en el camino o ajustarse a un cambio súbito en la superficie del suelo, lo cual lleva a una caída. Algunos adultos de edad avanzada tienen un balanceo aumentado del cuerpo mientras están parados, lo que puede aumentar también el riesgo de una caída.

Debilidad muscular

Al envejecer, los músculos pierden parte de su volumen y empiezan a debilitarse. Con el tiempo, los ligamentos y tendones, los tejidos conectivos del cuerpo, pierden su elasticidad y hacen que los músculos y articulaciones se vuelvan rígidos. La falta de actividad física puede disminuir también la masa y la fuerza muscular.

Combinada con los cambios en el equilibrio producidos por el envejecimiento, la debilidad muscular puede convertir un tropezón en una caída. Cuando el cerebro recibe una señal de que ha perdido el equilibrio, hace que los músculos traten de compensarlo. Pero si la reacción es lenta y los músculos están débiles, el cuerpo puede no ser capaz de mantenerse erguido.

Problemas de la vista

En forma semejante a los ligamentos y tendones, el tejido de las lentes de los ojos se vuelve menos elástico con la edad. La menor elasticidad hace más difícil enfocar una imagen nítida en la retina y ver claramente los objetos cercanos. Los problemas de la vista o los cambios en la percepción de profundidad hacen más fácil que se tropiece o pierda un escalón.

Muchos problemas de la vista relacionados con la edad pueden corregirse con anteojos adecuados, y para los adultos de edad avanzada puede ser necesario usar bifocales o trifocales. Pero al mover los ojos entre las diferentes potencias focales se puede desorientar momentáneamente, lo que afecta el equilibrio y causa probablemente una caída. Enfocando hacia adelante y bajando la cabeza puede ayudar a evitar esto.

Trastornos de la vista como cataratas, glaucoma y degeneración macular pueden afectar también la percepción o hacer difícil ver los obstáculos.

Trastornos médicos crónicos

Al envejecer, se vuelve más susceptible a diversos problemas crónicos que pueden aumentar las probabilidades de una caída. Los trastornos que afectan el sistema nervioso, como un accidente vascular cerebral, la enfermedad de Parkinson y la esclerosis múltiple, pueden afectar el equilibrio y coordinación. Los trastornos que afectan los pies y piernas, como la artritis y el daño a los nervios periféricos, pueden alterar la capacidad para caminar.

Enfermedades crónicas como el enfisema o la insuficiencia cardiaca congestiva pueden hacer difícil moverse, lo que da como resultado inactividad física y pérdida de fuerza muscular y equilibrio.

La gente con disminución del estado de alerta, como la causada por la demencia o la depresión, tiene riesgo aumentado de caídas. Además, la presión arterial baja, la deshidratación o la gripe pueden causar mareo.

Reacciones a medicamentos

Algunos medicamentos pueden afectar el equilibrio y causar mareo. Éstos incluyen ciertos medicamentos para la presión arterial, sedantes, tranquilizantes, antidepresivos, medicamentos para los resfriados y la alergia (antihistamínicos), calmantes del dolor y medicamentos para dormir. Otros efectos secundarios de estos medicamentos pueden incluir debilidad muscular, temblor y visión borrosa, que pueden llevar a una caída.

Algunos de estos medicamentos, particularmente los medicamentos para la presión arterial, los tranquilizantes y los antidepresivos, pueden causar una disminución súbita de la presión arterial si se incorpora rápidamente, lo cual lleva a mareo o desmayo. Levantarse lentamente de estar sentado o acostado ayuda a evitar esta caída súbita de la presión arterial.

Siempre pregunte al médico respecto a los efectos secundarios de los medicamentos que toma y cómo puede reducir estos efectos secundarios. El médico puede prescribir un medicamento diferente.

Riesgos ambientales

Además de los factores *dentro* del cuerpo que pueden llevar a una caída, muchos factores *fuera* del cuerpo pueden causar una voltereta. Aunque puede pensar que su casa es el lugar más seguro, de acuerdo a la Academia Estadounidense de Cirujanos Ortopedistas, la mayoría de las caídas y las fracturas resultantes ocurren en el hogar. Algunos riesgos potenciales dentro de su casa incluyen tapetes sueltos, pisos llenos de cosas, poca luz, cables eléctricos o telefónicos expuestos, y escaleras sin pasamanos. Caminar por la casa en calcetines o pararse en algo diferente a un banco fuerte para alcanzar objetos puede también augurar problemas. Cualquiera de estos riesgos puede producir una caída, a menudo sobre un mueble, que aumenta la probabilidad de una fractura. Para información sobre cómo hacer del hogar un lugar más seguro, vea el Capítulo 13, que le ofrece también recomendaciones para prevenir caídas fuera del hogar.

Riesgos de una segunda fractura

La mayoría de los médicos consideran las fracturas causadas por las actividades rutinarias — actividades que normalmente no serían lo suficientemente traumáticas para fracturar un hueso — como una fuerte evidencia de osteoporosis. Este tipo de fractura se conoce como fractura con un traumatismo ligero. Las fracturas por compresión de la columna, que pueden hacer que pierda estatura, pueden ocurrir simplemente por agacharse demasiado hacia adelante. Este tipo de fractura es causado a menudo por osteoporosis y con demasiada frecuencia no se nota hasta que la enfermedad está bien desarrollada y las vértebras están considerablemente debilitadas.

Una fractura causada por un traumatismo ligero no sólo indica osteoporosis sino también aumenta el riesgo de fracturas futuras. Las estadísticas muestran que una vez que ha tenido una fractura, las probabilidades de otra fractura son todavía mayores. Por ejemplo, el riesgo de una fractura de la cadera, columna o muñeca durante la vida es de 40 por ciento en mujeres de raza blanca de 50 años de edad o más, y casi 15 por ciento en hombres de raza blanca de 50 años de edad o más. Sin embargo, el riesgo de otra fractura osteoporótica casi se duplica una vez que ha presentado la primera fractura.

Más específicamente, los registros indican que tener una fractura vertebral, incluso sin síntomas, aumenta por lo menos cuatro veces las probabilidades de fracturas subsecuentes, independientemente de la densidad ósea. El riesgo de fractura de la cadera es más del doble después de una fractura inicial de la cadera o de la columna. El riesgo de fractura de la cadera está aumentado también después de la fractura del antebrazo o del brazo.

De acuerdo a las guías publicadas por la Asociación Estadounidense de Endocrinólogos Clínicos, los dos factores de riesgo más importantes de fracturas relacionadas con osteoporosis son (1) densidad ósea baja y (2) una fractura previa por un traumatismo ligero en un adulto de 40 años de edad o más. El primer factor de riesgo está estrechamente relacionado con la osteoporosis y probablemente no sorprende a nadie. Éste puede no ser el caso del segundo factor. Implica una fragilidad ósea y susceptibilidad a la fractura que es demasiado compleja para determinarse.

Si se fractura un hueso, ¿hay algo que pueda hacer para reducir las probabilidades de una fractura futura?

Primero, debe saber si los huesos están adelgazándose y en qué grado está perdiendo masa ósea. Es importante considerar estudiarse después de cualquier fractura. De acuerdo con la Organización Mundial de la Salud, cualquier mujer que presenta una fractura de la muñeca después de la menopausia tiene suficiente razón para valorar la densidad ósea en busca de osteoporosis. La Fundación Nacional de Osteoporosis en Estados Unidos recomienda el estudio de densidad ósea en todas las mujeres posmenopáusicas después de una fractura.

Algunos médicos recomiendan un estudio de escrutinio inicial utilizando pruebas menos costosas, y programando después estudios mayores si están justificados.

También pueden ser necesarias pruebas adicionales para determinar los niveles hormonales y otros indicadores que pueden afectar la salud ósea. Estas pruebas pueden incluir análisis de sangre para determinar los niveles de calcio y fósforo, función tiroidea y función hepática. También pueden practicarse análisis de orina. Para mayor información sobre estos procedimientos, vea el Capítulo 5.

Si la densidad ósea es baja, encuentre lo que está causando el problema — si es osteoporosis o algún otro trastorno que está disolviendo minerales de los huesos. Pueden tomarse medidas apropiadas para aumentar la densidad ósea y fortalecer los huesos y músculos. Con tratamiento adecuado de cualquier trastorno subyacente potencial después de una primera fractura, el riesgo de una segunda fractura puede finalmente regresar a lo normal. E independientemente de los resultados del estudio de la densidad ósea, proporcionan un punto de referencia para cambios subsecuentes en la salud ósea.

El papel crítico de la prevención de fracturas

Las fracturas pueden ser eventos que cambian la vida, particularmente en adultos de edad avanzada. Incluso una sola fractura puede colocarlo en mayor riesgo de más fracturas, creando potencialmente una espiral descendente en la salud.

Si tiene osteoporosis pero nunca presenta una fractura, no habrá consecuencias serias del trastorno. Por eso es importante evitar fracturarse un hueso. Puede hacer esto tratando la osteoporosis, previniendo las caídas, practicando movimientos y actividades seguros, y no levantando más de lo que los huesos y la columna pueden soportar. Los capítulos subsecuentes proporcionan más información sobre cómo proteger los huesos. Finalmente, recuerde que es mucho más fácil y menos costoso prevenir una fractura que tratarla.

Capítulo 4

¿Puede reducir el riesgo de osteoporosis?

adie puede decir con seguridad si tendrá osteoporosis. La enfermedad es demasiado compleja para eso. Pero los médicos saben por qué algunas personas tienen mayor probabilidad que otras de tenerla. Hay algunas cosas respecto al estilo de vida que pueden hacerlo más susceptible. Por lo tanto, es importante conocer los factores de riesgo de osteoporosis y lo que puede hacer para reducir algunos de ellos.

Si tiene ya osteoporosis, la pérdida de hueso ha debilitado seriamente su esqueleto. Pero si nunca tiene una fractura, evita la consecuencia más seria de la osteoporosis. El dolor no se asocia normalmente a esta enfermedad a menos que haya ocurrido una fractura. Incluso los individuos con densidad ósea muy baja pueden continuar llevando una vida activa e independiente y participar en las actividades que disfrutan mientras no se fracturen un hueso.

En general, el riesgo de osteoporosis y fracturas depende de la salud ósea — el tamaño y la resistencia de los huesos y el estado del tejido óseo. La salud ósea es el resultado de la forma en que se desarrolló el esqueleto durante la infancia y la vida adulta temprana y la cantidad de hueso que tenía cuando alcanzó la masa ósea máxima, entre los 30 y 40 años de edad. La salud ósea se afecta también por la rapidez con la que pierde usted hueso al envejecer.

Muchos factores únicos de usted han puesto su sello individual en la salud ósea. Éstos incluyen la historia familiar, la herencia, las hormonas, la calidad de la alimentación, la cantidad de ejercicio que hace, los comportamientos y hábitos del estilo de vida, y el estado global de salud. Los factores que disminuyen la masa ósea máxima o que aceleran la pérdida de hueso aumentan la susceptibilidad a la osteoporosis. Son llamados factores de riesgo. Tomando algunas precauciones, teniendo expectativas reales de lo que puede o no puede hacer, y haciendo todo lo que pueda para acrecentar o mantener su masa ósea, puede disminuir su riesgo de osteoporosis y fracturas.

Cómo valorar las probabilidades

Si fuera a caracterizar a la persona con la mayor probabilidad de tener osteoporosis, podría describir a una mujer de raza blanca, alta, delgada, posmenopáusica, que fuma, abusa del alcohol, come mal, no hace ejercicio y toma medicamentos, como corticosteroides. Además, su madre tendría una postura encorvada por múltiples fracturas por compresión de la columna. Pero tenga presente, incluso si comparte algunas de estas características, que no está destinada a tener osteoporosis. Y si desarrolla osteoporosis, no necesariamente va a tener una fractura. A la inversa, algunas personas sin ningún factor de riesgo conocido pueden desarrollar osteoporosis y tener una fractura de la cadera.

Si algunos de los factores de riesgo descritos arriba se aplican a usted, discútalo con su médico. Ambos pueden trabajar juntos para preparar una estrategia de prevención que sea práctica y alcanzable. Si es usted mujer, puede considerar hacer estos planes antes de llegar a la menopausia. Incluso si ha pasado de la menopausia, puede todavía tomar medidas positivas para hacer más lenta la pérdida de hueso.

Factores de riesgo que no puede cambiar

Algunos factores de riesgo no los puede controlar usted. Nació con ellos o los heredó de sus padres, o simplemente son una parte inherente de la vida. Pero puede tomar medidas para prevenir o hacer más lenta la aparición de la osteoporosis, y puede vigilar su salud ósea para detectar una pérdida de hueso anormal lo más tempranamente posible.

Sexo
Ochenta por ciento de los estadounidenses con osteoporosis son mujeres. Las mujeres alcanzan generalmente una masa ósea máxima

menor que los hombres porque su esqueleto es más pequeño. Las mujeres tienden también a vivir más. Por lo tanto, las mujeres tienen menor masa ósea y más tiempo para perderla. Además, cuando llega la menopausia las mujeres presentan una caída en los niveles de estrógenos, caída que acelera la pérdida de hueso.

Los hombres adultos jóvenes generalmente tienen 25 por ciento más de masa ósea en las vértebras que las mujeres de edad similar. La masa ósea de la cadera en el hombre tiende a ser 8 a 18 por ciento mayor que la de la cadera de la mujer.

Las mujeres tienen una probabilidad tres veces mayor que los hombres de fracturarse un hueso debido a osteoporosis. Ciertamente el menor nivel de estrógenos después de la menopausia es un factor importante. Las fracturas generalmente empiezan a una edad menor en las mujeres que en los hombres. Las mujeres jóvenes tienen una probabilidad cuatro veces mayor que los hombres jóvenes de fracturarse la cadera, aunque posteriormente las probabilidades son iguales.

Edad
Mientras más edad tiene — hombre o mujer — mayor probabilidad de tener osteoporosis y mayor probabilidad de una fractura debida a osteoporosis. Cincuenta por ciento de las mujeres de 80 años o más tienen osteoporosis. Para mayor información sobre cómo afecta la edad la salud ósea, vea el Capítulo 1.

Herencia
La historia familiar es un fuerte indicador de masa ósea baja, pero no es un buen indicador de las probabilidades de fracturas debidas a osteoporosis. Los estudios muestran que los factores genéticos son responsables de muchas diferencias en el tamaño óseo, la masa ósea y la densidad ósea entre los individuos. Si su madre, hermana, abuela o tía tienen osteoporosis, usted tiene más probabilidad de desarrollarla. La investigación muestra también que si es usted una mujer cuya madre se fracturó la cadera, tiene una probabilidad dos veces mayor de fracturarse la cadera, en comparación con la población general de mujeres.

Varios genes afectan el riesgo de osteoporosis. Desempeñan un papel en la masa ósea máxima que alcanza cuando es joven y en la rapidez con que se pierde la masa ósea posteriormente en la vida. Tiene también genes que determinan cuándo llega la menopausia y genes que regulan hormonas y factores de crecimiento, todos los cuales influyen sobre la formación y degradación del hueso. Otros genes afectan la forma en que el cuerpo usa el calcio y la vitamina D o elaboran colágena, que es un ingrediente esencial del hueso.

Pero los genes no necesariamente determinan el destino óseo. Sólo porque su madre desarrolló osteoporosis no significa que usted la tendrá. Haciendo las cosas correctas para disminuir el riesgo, puede evitar ese destino.

Raza

Los blancos y los asiáticos tienen el riesgo más elevado de osteoporosis. Las mujeres blancas después de la menopausia presentan casi 75 por ciento de todas las fracturas de cadera. Los negros tienen el riesgo más bajo de osteoporosis, y los hispanos e indígenas estadounidenses parecen tener un riesgo intermedio. Los diversos niveles de riesgo se basan en parte en diferencias raciales en la masa ósea y en la densidad ósea. Y algunas mujeres asiáticas, por ejemplo, tienden a un menor consumo de calcio en la alimentación. Sin embargo, independientemente de la raza, cualquier mujer a la que se le extirpan los ovarios en una edad temprana tiene un riesgo muy aumentado de desarrollar osteoporosis.

Complexión corporal

Las mujeres pequeñas con un marco óseo delgado tienen mayor riesgo de osteoporosis. Pueden llegar a una etapa propensa a fracturas más tempranamente porque para empezar tienen menos hueso.

Exposición a estrógenos o testosterona

Mientras mayor es la exposición a los estrógenos durante la vida, menor es el riesgo de osteoporosis. Las mujeres que empezaron a menstruar después de los 16 años no tienen los efectos positivos de los estrógenos sobre los huesos tantos años como las que empezaron a menstruar antes. En la misma forma, las mujeres que llegan a la menopausia tempranamente — naturalmente entre los 45 y 50 años o debido a cirugía antes de los 45 años — pierden los beneficios de los estrógenos sobre los huesos mucho antes.

En los hombres, un inicio retrasado de la pubertad después de los 16 años puede acortar su exposición a los efectos benéficos de la testosterona sobre los huesos y disminuir su masa ósea máxima. Un nivel bajo de testosterona durante los años de la vida adulta puede acelerar la pérdida de hueso.

Factores de riesgo sobre los que puede influir

Ciertos factores de riesgo de osteoporosis y fracturas pueden ser algo más que simplemente tenerlos o no tenerlos. Si uno de estos factores está presente, las circunstancias individuales o ciertas decisiones pueden modificar ese riesgo. Muchas formas de osteoporosis secundaria son tratables, o pueden ocurrir sólo en un determinado periodo. En muchos casos, puede tomar las medidas preventivas que compensan el riesgo aumentado.

Embarazo

El embarazo favorece huesos más fuertes en las mujeres aumentando los niveles de estrógenos y el peso. Ambos factores son benéficos para la masa ósea. Independientemente de las circunstancias, el hecho que tenga uno o más hijos o que no tenga hijos puede tomarse en cuenta cuando se valora el riesgo de osteoporosis.

Durante el embarazo, comparte el aporte de calcio. La lactancia puede también consumir calcio del cuerpo, pero el tracto intestinal y los riñones compensan esta demanda adicional absorbiendo y conservando más calcio. Si está embarazada, hable con el médico respecto a consumir calcio suficiente.

Medicamentos

Ciertos medicamentos aceleran la pérdida de hueso y por lo tanto aumentan el riesgo de osteoporosis. Estos medicamentos pueden causar una forma de osteoporosis secundaria, o pueden agravar el tipo de osteoporosis causado por el envejecimiento o la menopausia.

Medicamentos corticoesteroides. El uso de corticoesteroides a largo plazo, como la prednisona, cortisona, prednisolona y dexametasona, es especialmente perjudicial para el hueso. Estos medicamentos, también llamados glucocorticoides, se usan frecuentemente para tratar asma, artritis reumatoide y otros trastornos inflamatorios. Reducen la masa ósea disminuyendo los niveles sanguíneos de estrógenos y testosterona y haciendo más lenta la formación de hueso.

Cualquier dosis de un corticoesteroide aumenta el riesgo de fractura. Pero estos medicamentos tienen beneficios. Si el médico le ha prescrito alguno de estos medicamentos, tiene buenas razones para hacerlo. No deje de tomarlos, y no cambie la dosis sin hablar primero con el médico. Si toma el medicamento más de unas semanas, probablemente el médico vigile la densidad ósea y recomiende medicamentos que previenen este tipo de pérdida de hueso.

Anticonvulsivantes. Los medicamentos utilizados para controlar las convulsiones incluyen fenobarbital, fenitoína y carbamazepina. Si este tipo de medicamentos es utilizado un periodo prolongado, el hígado empieza a convertir la vitamina D en una forma que causa deficiencia de vitamina D. Si toma uno de estos medicamentos, el médico puede recomendarle suplementos de vitamina D y calcio.

Medicamento tiroideo. Si se usan en cantidades excesivas, los medicamentos tiroideos como levotiroxina pueden causar hipertiroidismo, con lo que se produce pérdida acelerada de hueso. Debido a que los requerimientos de hormona tiroidea pueden cambiar con el tiempo, debe practicarse anualmente un análisis de sangre para determinar la hormona estimulante de tiroides (TSH). El análisis determina fácilmente si está usted tomando la cantidad correcta de medicamento tiroideo, y puede ajustarse la dosis si es necesario.

Diuréticos. Los diuréticos son medicamentos que evitan la acumulación de líquidos en el cuerpo. Al hacerlo, ciertos diuréticos pueden hacer también que los riñones excreten demasiado calcio. Si no está consumiendo suficiente calcio y otros minerales que fortalecen los huesos en la alimentación, puede presentar pérdida de hueso. Los diuréticos que causan esta preocupación incluyen furosemida, bumetanida, ácido etacrínico y torsemida. Otros diuréticos, llamados tiazidas, pueden de hecho ayudar al cuerpo a retener calcio. Siempre pregunte al médico los riesgos asociados a los medicamentos. Puede cambiar a un diurético que no cause pérdida de calcio.

Otros medicamentos. Los medicamentos anticoagulantes como la heparina se prescriben para prevenir que se desarrollen coágulos de sangre en las venas y arterias. Pueden causar pérdida de hueso si se usan durante periodos prolongados. Se puede cambiar a warfarina, que es más inocua.

Los agonistas de la hormona liberadora de gonadotrofina son una clase de medicamentos utilizados para suprimir los niveles sanguíneos de estrógenos y testosterona. Incluyen el acetato de leuprolide y la nafarelina. Estos medicamentos son eficaces para tratar trastornos como la endometriosis, el síndrome premenstrual severo (SPM) y el cáncer de próstata. Los niveles reducidos de las hormonas sexuales pueden producir también pérdida de hueso rápida. Los niveles generalmente regresan a lo normal después de suspender la dosis.

Trastornos médicos

Ciertos trastornos médicos pueden aumentar el riesgo de osteoporosis haciendo más lenta la formación de hueso o acelerando la resorción ósea. Algunos de estos trastornos pueden causar una forma de osteoporosis secundaria.

Trastornos endocrinos. El sistema endocrino produce hormonas que ayudan a regular muchas actividades del cuerpo. Los problemas de las glándulas endocrinas asociados al crecimiento y mantenimiento óseo pueden alterar el ciclo de remodelación ósea.

El *hipogonadismo* ocurre por falta de estrógenos y testosterona, llevando a una pérdida anormal de hueso. Muchos factores pueden afectar la producción hormonal, incluyendo ciertos medicamentos, diversas enfermedades de los ovarios o testículos, el envejecimiento natural y los trastornos de la alimentación que alteran la menstruación.

El *hiperparatiroidismo* es el resultado de glándulas hiperactivas que liberan demasiada hormona paratiroidea (PTH) a la corriente sanguínea. Demasiada PTH puede liberar demasiado calcio de los huesos y aumentar el riesgo de fracturas.

El *síndrome de Cushing* ocurre cuando las glándulas suprarrenales producen demasiado cortisol, un corticoesteroide que hace más lenta la formación de hueso y que puede aumentar la resorción ósea.

La *diabetes tipo 1* (antes llamada diabetes juvenil o insulinodependiente) se asocia a pérdida de hueso, especialmente si no está bien controlada. Los individuos con este trastorno tienen a menudo una masa ósea baja. La diabetes tipo 2 (antes llamada diabetes del adulto o no insulinodependiente) no se asocia a osteoporosis.

Trastornos del estómago, intestino e hígado. Algunas enfermedades gastrointestinales pueden afectar el ciclo de remodelación ósea y llevar a pérdida de hueso. Hacen esto interfiriendo con la forma en que los intestinos absorben calcio del alimento y disminuyendo el nivel de vitamina D.

Trastornos del intestino delgado como la enfermedad de Crohn y la enfermedad celíaca pueden resultar en una masa ósea reducida. Algunas veces son tratadas con un corticoesteroide, que inhibe todavía más la absorción de calcio y los niveles de vitamina D.

Ciertos trastornos del hígado son raros pero notorios por causar osteoporosis. La cirrosis biliar primaria ocurre cuando los conductos biliares pequeños del hígado se inflaman. Este trastorno ocurre con mayor frecuencia en mujeres entre 35 y 60 años de edad.

La *intolerancia a la lactosa* causa gases, cólicos abdominales y diarrea si toma leche. Si tiene intolerancia a la lactosa o no consume productos lácteos por otras razones, es importante tomar suplementos de calcio o consumir abundantes alimentos no lácteos ricos en calcio.

Artritis reumatoide. Este trastorno es una enfermedad autoinmune que se presenta cuando el propio sistema inmune ataca al cuerpo. El área principal de ataque en la artritis reumatoide es el revestimiento de las articulaciones, lo cual lleva a la destrucción gradual de cartílago, hueso, tendones y ligamentos de la articulación. Este debilitante trastorno impide a las personas ser físicamente activas, aumentando el riesgo de pérdida de hueso. La artritis reumatoide se trata algunas veces con corticoesteroides y otros medicamentos que pueden dañar el hueso.

Amenorrea. Los ciclos menstruales irregulares o ausentes en las mujeres en edad fértil pueden ser un signo de niveles bajos de estrógenos. Este trastorno puede ser causado por trastornos de la alimentación, ejercicio excesivo o enfermedades de los ovarios o la glándula hipófisis. Si tiene historia de ciclos menstruales anormales, el riesgo de osteoporosis está aumentado.

Procedimientos quirúrgicos

Los trasplantes de órganos pueden provocar pérdida de hueso porque los medicamentos inmunosupresores que debe tomar interfieren con la formación de hueso. Puede necesitar corticoesteroides, que dañan el hueso.

La cirugía gástrica que extirpa parte del estómago por cáncer o úlceras puede causar pérdida de hueso por una menor capacidad para absorber calcio y vitamina D de los alimentos. La cirugía de derivación intestinal puede resultar en pérdida anormal de hueso años después de la operación.

Reposo prolongado en cama

Si usted está en reposo prolongado en cama o inmovilizado debido a un accidente vascular cerebral, fractura, cirugía, cuadriplejia o paraplejia, consulte al médico respecto a lo que puede hacer para prevenir la pérdida anormal de hueso.

Factores de riesgo que puede cambiar

Usted puede controlar algunos factores de riesgo. Esto significa que puede eliminarlos o por lo menos reducir de manera importante su efecto sobre el esqueleto. La osteoporosis es más fácil de prevenir que de tratar, y por eso es tan importante que conozca estos factores de riesgo.

Calcio y vitamina D en la alimentación

El calcio y la vitamina D son cruciales para formar huesos fuertes y mantenerlos fuertes al avanzar la edad. No consumir suficientes alimentos ricos en calcio cuando es joven disminuye la masa ósea máxima y aumenta el riesgo de fracturas posteriormente en la vida. La falta de vitamina D inhibe la capacidad para absorber el calcio de los alimentos que consume. Los estudios clínicos muestran que los suplementos que contienen calcio o calcio con vitamina D pueden reducir las tasas de fracturas aproximadamente 30 a 50 por ciento en la gente que no obtiene suficientes nutrientes en la alimentación. Para las cantidades recomendadas de calcio y vitamina D en la alimentación, vea las páginas 91 y 94.

Exceso de pérdida de peso y de dieta

En nuestra sociedad obsesionada con el peso, puede tratar de permanecer delgada eliminando alimentos. Pero si priva de alimento al cuerpo, priva a los huesos. Los trastornos graves de la alimentación como la anorexia nerviosa y la bulimia pueden dañar el esqueleto al privar al cuerpo de nutrientes esenciales necesarios para la formación de hueso.

La anorexia nerviosa es un trastorno de la alimentación desencadenado por un temor abrumador de aumentar de peso. Afecta principalmente a mujeres jóvenes. El trastorno altera el ciclo menstrual, disminuye los niveles de estrógenos y, durante este importante tiempo del desarrollo del esqueleto, no permite desarrollar una masa ósea máxima elevada. Alguien con anorexia puede empezar a perder hueso a una edad más temprana y, en primer lugar, tiene menos hueso del que puede permitir que se pierda. Hasta 50 por ciento de las mujeres con anorexia tienen densidad ósea baja en la columna vertebral inferior.

La dieta excesiva puede también perjudicar la salud ósea. En la edad adulta joven, el peso del cuerpo influye sobre la masa ósea máxima. Las mujeres delgadas tienden a tener menos estrógenos con efecto positivo sobre los huesos, y las mujeres de más peso tienden a tener más. Las células de la grasa ayudan a producir estrógenos. Por lo tanto, las mujeres que pierden demasiado peso con la dieta pierden algunas veces masa ósea junto con estos kilos. Eso no significa que debe tener sobrepeso — un trastorno que tiene otros problemas de salud asociados — sino que debería tratar de estar dentro de un rango de peso normal para su edad y estatura.

Actividad física

Use los huesos o los perderá. La actividad y el ejercicio regulares son claves para prevenir la osteoporosis y las fracturas. Los niños más activos tienen a menudo una elevada densidad ósea y alcanzan una masa ósea máxima mayor que los niños que no hacen suficiente ejercicio. La falta de ejercicio acelera la pérdida de hueso cuando se es mayor. Los estudios muestran que los adultos que están sentados en un trabajo de escritorio todo el día y no hacen ejercicio son más propensos a perder masa ósea y a sufrir fracturas que los adultos que tienen alguna actividad en el día.

El ejercicio con carga de peso, como caminar, puede aumentar o por lo menos mantener la densidad ósea en cualquier edad. Para mayor información sobre las actividades apropiadas y el ejercicio en el que puede participar, vea el Capítulo 9.

Fumar

Tiene ya muchas buenas razones para dejar de fumar. Aquí está otra — fumar es malo para los huesos. Fumar interfiere con la producción de estrógenos y testosterona. Fumar dificulta también la absorción de calcio y la etapa de formación de hueso del ciclo de remodelación. Ésta puede ser una razón por la que los fumadores — tanto hombres como mujeres — tienen mayor propensión a desarrollar osteoporosis y a presentar fracturas.

La menopausia, que acelera la pérdida de hueso, acontece en promedio dos años antes en las fumadoras que en las mujeres que no fuman. Y las fumadoras posmenopáusicas pierden hueso a una mayor velocidad que las mujeres posmenopáusicas que no fuman. Aunque la terapia hormonal de reemplazo (THR) protege de fracturas a las mujeres que no fuman, no protege igualmente bien a las mujeres que fuman. Las fumadoras tienden a tomar más alcohol y no hacer ejercicio o comer bien en comparación con las mujeres que no fuman. Estos comportamientos aumentan el riesgo de osteoporosis. Las buenas noticias son que si deja de fumar, incluso tardíamente en la vida, puede hacer más lenta la pérdida de hueso.

Uso de alcohol

Tomar alcohol en exceso por un largo periodo puede aumentar el riesgo de osteoporosis y fracturas. El alcohol es tóxico para los osteoblastos que forman hueso. Mientras tanto, los osteoclastos que eliminan hueso pueden ser estimulados por el alcohol, aumentando la pérdida de hueso. El abuso crónico del alcohol disminuye también los niveles de estrógenos y testosterona. Más de una bebida alcohólica al día para las mujeres y dos bebidas al día para los hombres puede empezar a causar estos efectos.

Incluso beber moderadamente puede adelgazar el hueso trabecular más poroso de las vértebras. Aunque las fracturas vertebrales son raras en la mayoría de la gente menor de 50 años, son mucho más frecuentes en los que beben en exceso. Además, los que abusan del alcohol tienen mayor probabilidad de una nutrición deficiente y de no hacer ejercicio, y ambos disminuyen la formación de hueso. Estos individuos tienen también mayor probabilidad de presentar caídas y fracturas de huesos porque el alcohol dificulta el equilibrio. Muchos individuos que dejan de tomar alcohol recuperan generalmente la capacidad para formar el hueso. Si son relativamente jóvenes, pueden recuperar incluso parte de la masa ósea perdida.

Lo que puede hacer

La osteoporosis es una enfermedad tratable. Y las fracturas asociadas a la osteoporosis no son inevitables. Puede tomar medidas eficaces para mantener huesos fuertes y un esqueleto saludable. Prevenir las fracturas es un elemento importante del mantenimiento óseo porque la primera fractura causada por un traumatismo ligero aumenta mucho el riesgo de fracturas futuras.

Ahora que ha tenido la oportunidad de revisar los factores que aumentan o disminuyen el riesgo de osteoporosis y fracturas, puede querer discutirlo con el médico. Juntos pueden determinar si tiene riesgo alto, moderado o bajo. Generalmente tener riesgo alto significa que tiene dos o más factores de riesgo.

Luego usted y el médico pueden planear la estrategia para disminuir e incluso eliminar algunos de estos riesgos. Mientras más tempranamente en la vida haga esto, mejor. Pero recuerde que nunca es demasiado tarde para empezar. Puede hablar con el médico respecto al estudio de densidad ósea. Puede aprender respecto a este importante estudio en el siguiente capítulo.

Evaluación del riesgo de osteoporosis

Contestar estas preguntas puede ayudar a evaluar el riesgo de osteoporosis. Mientras más preguntas conteste afirmativamente, mayor es el riesgo.

	Sí	No
• ¿Es mujer?	❏	❏
• ¿Ha dejado de menstruar?	❏	❏
• ¿Se ha fracturado un hueso alguna vez?	❏	❏
• ¿Ha notado pérdida de estatura?	❏	❏
• ¿Tiene historia familiar de osteoporosis?	❏	❏
• ¿Es de raza blanca o asiática?	❏	❏
• ¿Es usted pequeña o con huesos pequeños?	❏	❏
• ¿Empezó la menstruación a los 16 años de edad o más?	❏	❏
• ¿Tuvo periodos irregulares antes de la menopausia?	❏	❏
• ¿Nunca estuvo embarazada?	❏	❏
• ¿Tuvo la menopausia natural antes de los 45 años?	❏	❏
• ¿Le extirparon los ovarios antes de los 40 años?	❏	❏
• ¿Ha tomado medicamentos durante un año o más que pudieran haber aumentado la pérdida de hueso?	❏	❏
• ¿Ha tenido algún trastorno médico que aumente el riesgo de osteoporosis?	❏	❏
• ¿Incluye pocos o ningún alimento que contengan calcio en la alimentación?	❏	❏
• ¿Ha seguido dieta frecuentemente o ha bajado alguna vez una cantidad excesiva de peso?	❏	❏
• ¿Nunca hace ejercicio?	❏	❏
• ¿Fuma productos de tabaco?	❏	❏
• ¿Toma más de 60 mL de alcohol diariamente?	❏	❏

Capítulo 5

Escrutinio y diagnóstico

" ¿Cómo sé si mis huesos están débiles? ¿Tengo ya osteoporosis?". Estas son preguntas que puede querer que se contesten, y mientras más pronto tenga las respuestas, mejor. Mientras más pronto pueda empezar la prevención, mayor probabilidad tendrá de conservar el esqueleto saludable. Si ya tiene osteoporosis, mientras más tempranamente la trate, mejores probabilidades de disminuir la pérdida de hueso y estabilizar su condición.

Antes, la única forma de detectar la osteoporosis era cuando se fracturaba un hueso. Para entonces, partes del esqueleto estaban ya bastante débiles. Las cosas son diferentes ahora. Un estudio de densidad ósea, conocido también como densitometría ósea, puede determinar si tiene osteoporosis antes que se fracture los huesos. Puede también decir si la densidad ósea es lo suficientemente baja para colocarlo en riesgo de osteoporosis. Este nivel de riesgo se conoce como osteopenia.

Un médico puede también saber mucho respecto a la salud ósea con una exploración clínica completa. Esta evaluación puede ocurrir antes o después del estudio de densidad ósea. La exploración es una de las mejores formas de identificar causas secundarias de osteoporosis.

Después de valorar los resultados de las pruebas y practicar una exploración clínica completa, el médico puede darle respuestas claras a sus preguntas respecto a la salud ósea. Este capítulo y el siguiente describen el estudio de densidad ósea en detalle.

Escrutinio *vs.* diagnóstico

Antes de entrar en los detalles del estudio de la densidad ósea, es importante que tenga clara la distinción entre los términos *escrutinio* y *diagnóstico*.

Estudios de escrutinio

El escrutinio se refiere a estudiar a alguien que no tiene signos o síntomas aparentes de una enfermedad. Si el resultado es anormal, puede revelar la presencia de un problema previamente no sospechado. Algunas veces, las pruebas de escrutinio son menos sensibles, pero también menos costosas, que las pruebas diagnósticas. Generalmente se practica un estudio de escrutinio de osteoporosis si tiene ciertos factores de riesgo pero ningún signo o síntoma aparente. Por ejemplo, puede ser una mujer de edad mediana con antecedentes familiares de osteoporosis, pero no ha tenido fracturas, no ha perdido estatura ni ha presentado ningún dolor súbito en la espalda. Debe considerar un estudio de escrutinio de osteoporosis por lo menos una vez en su vida. Sin embargo, debe ser consciente de que existe controversia entre los médicos respecto a cuándo exactamente se debe practicar un estudio de escrutinio.

El escrutinio de la densidad ósea baja se practica con la densitometría ósea. No necesita que lo refiera el médico. Puede usted acudir a que le practiquen el estudio con un densitómetro pequeño, que puede estar disponible en gabinetes accesibles en su comunidad. Si los resultados del escrutinio son normales, siga haciendo las cosas correctas para mantener saludables los huesos. Si los resultados sugieren que los huesos son más débiles de lo que deberían para su edad y sexo, considere contactar al médico para estudios de mayor profundidad.

Estudios diagnósticos

Los estudios diagnósticos se practican en alguien en quien se sospecha un trastorno por la presencia de signos y síntomas y ciertos factores de riesgo. Los estudios diagnósticos son a menudo más precisos y más costosos que los estudios de escrutinio. Si tiene 40 años de edad o más y se fractura un hueso, probablemente se le practiquen estudios diagnósticos de osteoporosis. Los instrumentos primarios de diagnóstico son el estudio de densidad ósea y un examen completo, conocido como historia clínica y exploración física. Usted sabrá más adelante en este capítulo por qué una historia clínica y exploración física son tan importantes para establecer un diagnóstico.

Los estudios diagnósticos se practican para:
- Confirmar que tiene osteoporosis
- Determinar la intensidad de su densidad ósea baja
- Establecer los valores basales de densidad ósea

El estudio lo arregla el médico y se practica con un densitómetro más preciso que el que puede haber usado para el escrutinio.

¿Qué es un estudio de densidad ósea?

Un estudio de densidad ósea es lo más cerca que puede llegar un médico para predecir el futuro de la salud ósea. Viendo los resultados del estudio, puede decirle si tiene osteoporosis y darle una indicación de la susceptibilidad a las fracturas.

Un estudio de densidad ósea es sencillo, rápido e indoloro. Utiliza rayos X especiales para determinar cuántos gramos de calcio y otros

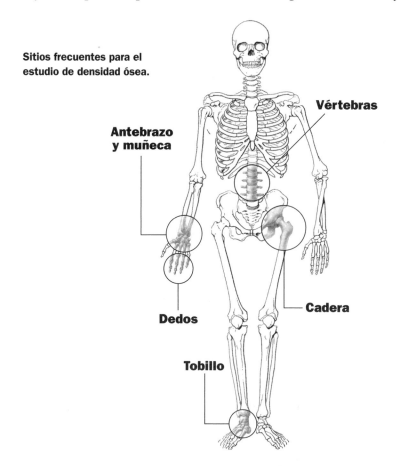

Sitios frecuentes para el estudio de densidad ósea.

Vértebras

Antebrazo y muñeca

Dedos

Cadera

Tobillo

minerales del hueso — colectivamente conocidos como contenido mineral óseo — se encuentran en un centímetro cuadrado de hueso. Los términos *contenido mineral óseo* y *densidad ósea* se utilizan a menudo en forma intercambiable. Mientras mayor es el contenido mineral, más densos son los huesos. Mientras más densos son los huesos, más fuertes son y menos probabilidad tienen de fracturarse.

Los estudios de densidad ósea se practican generalmente en los huesos que tienen mayor probabilidad de fracturarse por la osteoporosis. Estos sitios incluyen las vértebras lumbares, que están en la región baja de la columna, el cuello del fémur, que se une a la cadera, y los huesos de la muñeca y antebrazo.

¿En quién se debe practicar el estudio?

En forma ideal, se debe practicar en los adultos considerados con riesgo de osteoporosis. El estudio temprano les da más tiempo para empezar medidas preventivas y permitir que las medidas funcionen. Es también el primer paso y el más importante hacia el diagnóstico y el tratamiento. Recuerde: si el desarrollo de osteoporosis puede retrasarse, la prevención es el objetivo.

Se recomienda que se practique un estudio de densidad ósea en los siguientes individuos:

- Todas las mujeres adultas antes de los 65 años de edad.
- Cualquier persona mayor de 40 años que ha tenido una fractura y está dispuesta a recibir tratamiento para osteoporosis.
- Todas las mujeres, hombres y niños con alto riesgo de osteoporosis. Tener alto riesgo de osteoporosis se considera generalmente como tener dos o más factores de riesgo.
- Todas las mujeres, hombres y niños que reciben o van a recibir pronto medicamentos corticoesteroides.
- Todos los adultos jóvenes que por cualquier razón tienen un nivel bajo de estrógenos o de testosterona.
- Todos los adultos que tienen un trastorno médico que disminuye la masa ósea y aumenta el riesgo de fracturas.

Si es mujer, considere el estudio antes de llegar a la menopausia, incluso si no tiene factores de riesgo. La menopausia generalmente ocurre alrededor de los 50 años de edad. Un estudio más temprano es aconsejable si tiene alto riesgo de osteoporosis o si ha tenido una fractura o ha disminuido su estatura.

Cualquier mujer posmenopáusica que presenta una fractura debe practicarse el estudio porque la osteoporosis es la sospecha principal

¿Qué le dice la densidad ósea?

Un estudio de densidad ósea proporciona una fotografía instantánea del contenido mineral de una sección de un hueso específico en un momento en el tiempo. Esta instantánea puede:

- Determinar si tiene densidad ósea baja en partes específicas del esqueleto, sea que se haya fracturado o no un hueso
- Determinar si tiene osteoporosis

Si se le practican estudios a intervalos de un año o más, los resultados pueden comparase y utilizarse para:

- Identificar cambios en la densidad ósea que pueden estar ocurriendo con el tiempo
- Determinar la forma en que la densidad ósea está respondiendo al tratamiento

de la fractura. Si la osteoporosis es la causa, el estudio puede determinar qué tan grave es el trastorno.

El estudio de densidad ósea no es algo que se practica una sola vez. Incluso si la densidad ósea es normal en el estudio inicial, planee volver a practicarlo aproximadamente en cinco años. Los estudios de densidad ósea practicados a intervalos pueden mostrar la velocidad a la cual puede estar perdiendo hueso. La velocidad de la pérdida de hueso es un fuerte indicador del riesgo de fractura.

La frecuencia de los estudios depende de la edad y los factores de riesgo. Uno a dos años es el mínimo para que los huesos afectados con osteoporosis muestren un aumento o disminución de la densidad que pueda notarse. Si toma medicamento para tratar la osteoporosis, puede beneficiarse con un estudio de densidad ósea anual durante los primeros dos años de tratamiento hasta que sea claro que la masa ósea es estable. Posteriormente, los estudios pueden ser menos frecuentes. Si está recibiendo corticoesteroides, se recomienda que se practique la prueba una vez al año.

Sólo en una pequeña fracción de los adultos que tienen osteoporosis o riesgo de osteoporosis se practica adecuadamente el escrutinio, diagnóstico y tratamiento. Parte de la razón es que no se están practicando suficientes estudios de densidad ósea. En un estudio de 34,000 mujeres mayores de 50 años, sólo a dos por ciento de las participantes se les había practicado un estudio de densidad ósea. Esto a pesar de que 44 por ciento de las mujeres tenían uno o más factores de riesgo de densidad ósea baja.

¿Cómo se obtiene el estudio?

Tal vez la mejor forma de hacer arreglos para un estudio de densidad ósea es a través del médico. Él puede no considerar un estudio de densidad ósea durante un examen médico o una visita al consultorio, por lo que le corresponde a usted mencionarlo. No sea tímido respecto a preguntar acerca de un estudio, particularmente si ha tenido una fractura, si está cerca de la menopausia o si simplemente quiere que le practiquen el escrutinio.

La mayoría de los estudios se practican en hospitales, generalmente en el departamento de radiología. Algunos hospitales tienen programas especiales de osteoporosis, a menudo como parte de un centro de salud de la mujer. Algunas ciudades grandes tienen centros de osteoporosis no afiliados a un hospital. Si no tiene un médico personal, cualquier hospital de su comunidad puede ayudarlo a encontrar uno. Los endocrinólogos — médicos que se especializan en el sistema hormonal del cuerpo — están especialmente capacitados para el escrutinio, diagnóstico y tratamiento de la osteoporosis. Un médico con esta preparación sería una buena elección a considerar.

Pero no necesita que un médico solicite el estudio. Puede pedir que le practiquen uno, usando un densitómetro de huesos periféricos. Sin embargo, es menos preciso que los aparatos utilizados a menudo en los hospitales. Los dispositivos periféricos están siendo disponibles en forma generalizada en farmacias, centros comerciales, ferias de salud y otras localizaciones convenientes. Estos dispositivos no determinan si tiene usted osteoporosis, pero proporcionan suficiente información para escrutinio y una indicación para saber si se requiere un estudio adicional.

¿Cómo paga el estudio?

Los estudios de densidad ósea pueden tener un costo muy variable, dependiente del lugar en que se lo practican y qué tipo de aparato se usa. Algunos planes de seguros médicos cubren los estudios, y otros no. Puede ser necesario que pregunte al administrador de su seguro médico si está cubierto el estudio de densidad ósea y, si es así, cuánto cubre del costo.

La cobertura del seguro de gastos médicos puede depender también de si el procedimiento es llamado estudio de escrutinio o estudio diagnóstico. El estudio se considera a menudo de escrutinio si no tiene usted signos o síntomas y los resultados muestran que no tiene osteoporosis. Si tiene signos o síntomas, el estudio se considera habitualmente diagnóstico.

¿Cómo funcionan los densitómetros?

El estudio de densitometría ósea utiliza un aparato llamado densitómetro. La mayoría de los densitómetros miden la absorción de un haz de rayos X de baja energía al pasar a través del hueso. La cantidad de energía de rayos X (fotones) que penetra al hueso se compara con la cantidad de energía que sale del hueso. Mientras más denso es el hueso, más absorbe el haz de rayos X.

¿Por qué no usa los rayos X regulares un estudio de densidad ósea? Los rayos X regulares son de más alta energía y óptimos para una amplia variedad de imágenes. Pero la energía de los rayos X regulares no es lo suficientemente sensible para detectar la densidad ósea baja hasta que el hueso ha perdido 25 a 40 por ciento de su contenido mineral. Para entonces es posible que ya tenga osteoporosis en un estadio avanzado.

La exposición a la radiación por los haces de rayos X utilizados para el estudio de densidad ósea es muy baja — sólo una fracción de la radiación utilizada para una radiografía del tórax con técnica convencional. Usted habitualmente no tiene que usar un mandil de protección, y la persona que hace el estudio no necesita salir del cuarto.

Todos los estudios de densidad ósea son rápidos, indoloros y no invasivos, lo que significa que no se introduce nada dentro del cuerpo durante el estudio. Generalmente el estudio tarda 1 a 15 minutos, dependiendo del tipo de densitómetro que se utiliza. Esto no incluye el tiempo necesario para llenar las formas y otros trabajos de preparación.

En el hospital, un radiólogo, endocrinólogo o algún otro especialista en huesos evalúa los resultados. En la mayoría de los casos, usted recibe los resultados directamente del médico habitual. Si muestran pérdida de hueso, puede prescribir un plan de tratamiento para disminuir la pérdida de hueso si es causada por la edad o la menopausia. Si las glándulas paratiroides son hiperactivas o alguna otra causa secundaria es responsable de la pérdida de hueso, el médico puede referirlo a un endocrinólogo.

Tipos de densitómetros

Se dispone de varios tipos de densitómetros de diferentes tamaños y niveles de precisión. Algunos funcionan mejor para medir la densidad ósea de huesos específicos.

Densitómetros centrales

Los densitómetros centrales son relativamente grandes — lo suficientemente grandes para que usted esté acostado — y habitualmente se encuentran en hospitales o en los consultorios de especialistas en enfermedades de huesos. Como el nombre podría sugerir, estos aparatos se utilizan a menudo para medir la densidad de las partes centrales, estabilizadoras del esqueleto, como la columna vertebral y la cadera. Pero pueden usarse también en cualquier hueso del cuerpo. Los densitómetros centrales proporcionan el estudio de densidad ósea más preciso y son buenos indicadores del riesgo potencial de fractura. Dos tipos de densitometría central son la absorciometría de energía doble de rayos X y la tomografía computarizada cuantitativa:

Absorciometría de energía doble de rayos X (DEXA). Este procedimiento es el más preciso para medir la densidad ósea, por lo que los médicos generalmente confían en la DEXA para diagnosticar osteoporosis. El uso de dos diferentes haces de rayos X aumenta la precisión de la medición. Este instrumento puede detectar hasta 3 a 5 por ciento de cambio en la densidad ósea entre estudios sucesivos. Al estar acostado en la plataforma, se alinean apropiadamente los brazos mecánicos que contienen una fuente de rayos X (debajo de la mesa) y un detector de rayos X (arriba del cuerpo). Mientras más sanos son los huesos, menos energía de rayos X pasa a través de ellos. La cantidad de energía de rayos X absorbida por el hueso se mide para determinar la densidad ósea. Con el equipo más reciente, un estudio con DEXA tarda tres a seis minutos para obtener un resultado preciso.

El estudio con DEXA se practica generalmente en las vértebras lumbares, que son la porción baja de la columna, y en el cuello del fémur, inmediatamente por debajo de la articulación de la cadera. Esta parte del fémur es el mejor indicador de una fractura de cadera, que es la complicación más grave de la osteoporosis. Un estudio de

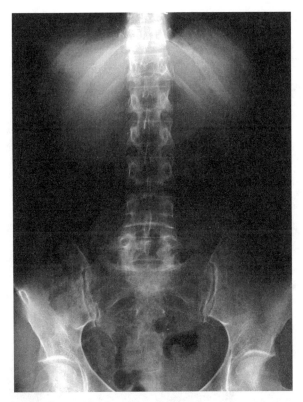

Los huesos con distintas densidades se ven diferentes en la imagen de rayos X. Esta imagen de la pelvis y la columna muestra áreas de huesos más densos (áreas más claras) y huesos más porosos (áreas más oscuras).

la cadera con DEXA se utiliza a menudo para predecir el riesgo futuro de fractura de otros huesos también. Debido a su precisión, DEXA es el estudio preferido para una determinación de la densidad ósea basal en cualquiera que empieza a tomar medicamentos para tratar la osteoporosis.

Tomografía computarizada cuantitativa (TCC). Este procedimiento mide la densidad ósea utilizando tomografía computarizada. Usted se acuesta en una mesa movible que se desliza en un anillo grande en donde se practican las determinaciones. Se obtienen imágenes de rayos X en todos los ángulos. Un programa especial de computación para densidad ósea las procesa y las combina en una sola imagen que es útil para valorar la estructura ósea. El estudio generalmente no tarda más de 10 minutos.

La TCC es más utilizada para medir la densidad de las vértebras y la porción del fémur por debajo de la cadera. Los resultados se

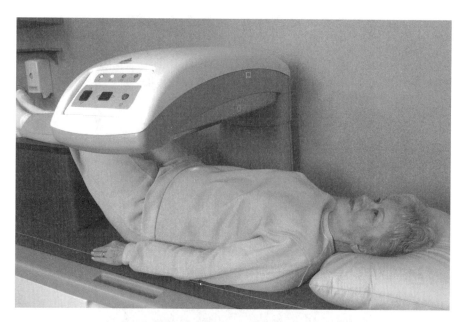

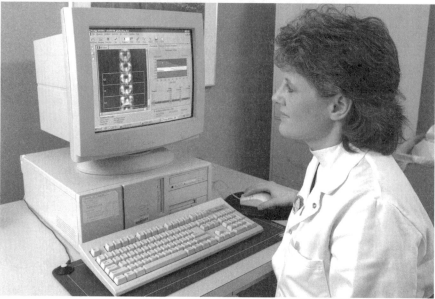

La absorciometría de energía doble de rayos X (DEXA) es el procedimiento más preciso para el escrutinio o el diagnóstico de osteoporosis. Para medir la densidad de la columna, usted se acuesta sobre la espalda con las piernas levantadas sobre un cubo de hule espuma (arriba). El brazo del dispositivo DEXA colocado sobre la columna detecta la energía de una fuente de rayos X que se encuentra debajo de la mesa. Esta información es transmitida a una computadora (abajo). Aparece una imagen del hueso en la pantalla de la computadora junto con una tabla de las mediciones de la densidad ósea y una gráfica que compara sus medidas con un rango normal para su edad. Para mayor información sobre los resultados del estudio de la densidad ósea, vea el Capítulo 6.

Gammagramas óseos y biopsias de hueso

Los estudios de densidad ósea no son lo mismo que los gammagramas óseos o las biopsias de hueso. Los gammagramas óseos se usan a menudo para diagnosticar cáncer y ocasionalmente algunas enfermedades raras de los huesos. Una pequeña cantidad de colorante radiactivo inyectada en la sangre se deposita en los huesos, y permite al radiólogo ver problemas en sitios de acumulación. En forma semejante al estudio de densidad ósea, la exposición del cuerpo a la radiación en un gammagrama óseo es muy pequeña.

Una biopsia de hueso es un procedimiento que utiliza una aguja para aspirar una pequeña muestra de tejido óseo de la cadera. Esta muestra se estudia para ver si tiene otras enfermedades del hueso, como osteomalacia, que es un reblandecimiento de los huesos causado por diversos trastornos.

utilizan a menudo para vigilar la respuesta al tratamiento. Un estudio de TCC es más costoso que estudios con otros densitómetros y lo expone a mayor radiación.

Densitómetros periféricos

Los densitómetros periféricos son más pequeños y menos costosos que los densitómetros centrales. Se utilizan para medir la densidad ósea en la periferia del esqueleto, como en los huesos de los dedos de la mano, muñecas y talones. Los densitómetros periféricos no son tan precisos como los centrales para predecir el riesgo de fractura de la cadera, pero son lo suficientemente precisos para el escrutinio de cualquiera con riesgo de osteoporosis.

Puede encontrar dispositivos periféricos en algunas farmacias y otros sitios para usarlos usted mismo. Algunas veces ese tipo de estudio se ofrece gratuitamente o a muy bajo costo, como parte de las ferias de la salud o las promociones de centros comerciales. Si el resultado de un estudio periférico muestra que tiene densidad ósea baja, necesita realizarse un estudio de densitometría central. Éste puede proporcionar un resultado más preciso y ayudarlo junto con el médico a determinar qué medidas son necesarias para prevenir o tratar el trastorno. Se dispone de varios tipos de estudios de densitometría periférica:

Ultrasonido cuantitativo (USC). Este procedimiento se conoce a menudo como ultrasonido del talón porque mide con mayor frecuencia el hueso del talón. En lugar de radiación de rayos X, el USC envía ondas de sonido de alta frecuencia a través del talón mientras descansa su pie descalzo sobre el instrumento. Y más que medir la absorción, este tipo de densitómetro mide la reflexión de las ondas de sonido. Mientras más denso es el hueso, más pronto se reflejan las ondas del sonido nuevamente al aparato.

Éste es un tipo más nuevo de densitómetro — es portátil, de bajo costo y disponible en forma generalizada. Mide la densidad del hueso en menos de un minuto. El USC es una forma sencilla de escrutinio si piensa que tiene riesgo de osteoporosis. No es lo suficientemente preciso para diagnosticar positivamente osteoporosis y osteopenia del esqueleto central, ni para valorar los resultados del tratamiento.

El ultrasonido del talón es casi tan preciso como el estudio con DEXA para predecir el riesgo de fractura de la cadera o de cualquier otro hueso que no sea parte de la columna. Pero el USC no puede medir los cambios en el esqueleto central a través del tiempo y decir si los huesos están respondiendo a los medicamentos. Debido a que el hueso del talón está sujeto a presión constante por la carga del peso del cuerpo, no es un indicador suficientemente sensible de estos tipos de cambios de minerales del hueso.

Absorciometría de energía doble de rayos X periférica (DEXAp). Este procedimiento usa un aparato compacto y portátil. Con el uso de rayos X, la DEXAp mide la densidad ósea en el dedo de la mano, muñeca o talón. Este estudio tarda unos tres minutos y es lo suficientemente preciso para el escrutinio de cualquier persona con riesgo de osteoporosis.

Tomografía computarizada cuantitativa periférica (TCCp). Este procedimiento, raras veces utilizado, utiliza un aparato de TCC portátil para medir la densidad ósea de la muñeca o la mano. Mientras está sentado y coloca la mano, la muñeca o el antebrazo dentro del aparato, los rayos X pasan a través del hueso, y la TCCp calcula la densidad ósea. El procedimiento tarda unos 10 minutos. Estos aparatos son más usados en Europa que en Estados Unidos.

Absorciometría radiográfica (AR). Este procedimiento usa rayos X ordinarios para medir la densidad ósea de la muñeca o de la mano. Debido a que los rayos X ordinarios no son tan sensibles como los utilizados por otros tipos de densitómetro, se coloca una pequeña placa de aluminio a un lado de la mano como una referencia de la densidad del hueso. Los resultados del estudio

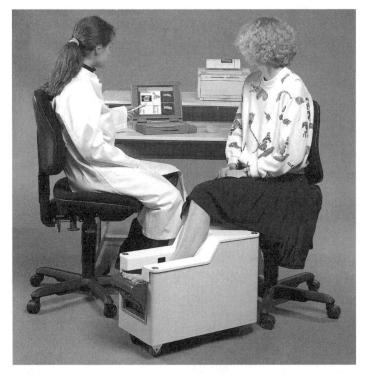

El ultrasonido cuantitativo ofrece un método rápido, sencillo y preciso para el escrutinio de la osteoporosis.

comparan la densidad del hueso con la densidad del aluminio. El procedimiento tarda dos o tres minutos.

¿Cuál es el estudio adecuado para usted?

El tipo de estudio de densidad ósea que es mejor para usted depende de su edad y de la razón por la que le están practicando la prueba. Tal vez está preocupado porque tiene factores de riesgo que lo hacen susceptible a la osteoporosis. Puede ser que esté preocupado respecto a qué tan resistente es un hueso en particular. O puede ser que no tenga factores de riesgo sino que simplemente tiene curiosidad. Aquí está una guía que puede ayudarlo a tomar la decisión:

Si no tiene factores de riesgo. Si no tiene usted factores de riesgo de osteoporosis y no se ha fracturado ningún hueso, generalmente es suficiente un estudio de escrutinio periférico menos costoso, como DEXAp o USC. Si los resultados muestran una densidad ósea baja, usted y el médico probablemente sigan con estudios con un densitómetro central más preciso, como DEXA.

Tipos de densitómetros

Técnica	Abreviatura	Sitio frecuente del estudio
Central		
Absorciometría de energía doble de rayos X	DEXA	Columna, cadera, antebrazo y todo el cuerpo
Tomografía computarizada cuantitativa	TCC	Columna y cadera
Periférica		
Ultrasonido cuantitativo	USC	Talón
Absorciometría de energía doble de rayos X periférica	DEXAp	Dedo de la mano, muñeca o talón
Tomografía computarizada cuantitativa periférica	TCCp	Muñeca o antebrazo
Absorciometría radiográfica	AR	Muñeca o mano

Si está preocupado por la resistencia de un hueso específico, practíquese el estudio con el aparato que mida con mayor precisión esa parte del esqueleto. El médico puede aconsejarlo. Si esta usted preocupado por el riesgo global de fracturas en cualquier parte del cuerpo, el mejor indicador es un estudio con DEXA del cuello femoral que se une a la cadera.

Si tiene múltiples factores de riesgo o una fractura. Si sospecha que puede tener osteoporosis, el médico puede indicar un estudio con DEXA — incluso si el resultado de un estudio periférico previo fue normal. Una mujer menor de 65 años de edad tiene mayor probabilidad de sufrir una fractura vertebral, por lo que un estudio con DEXA de la columna puede ser el indicador más preciso. En mujeres de 65 años de edad o más, las fracturas de la cadera son cada vez más frecuentes, por lo que un estudio de la cadera con DEXA puede revelar más.

El estudio con DEXA puede medir la densidad ósea con precisión en otras partes del esqueleto. Eso es bueno porque la osteoporosis tiende a afectar diferentes partes del esqueleto en tiempos diferentes. Además, diferentes partes del esqueleto pierden hueso a velocidad diferente, particularmente en las mujeres posmenopáusicas. Por estas razones, es una buena idea estudiar más de un sitio. La densidad ósea puede ser normal en un sitio y baja en otro.

Si se sospecha osteoporosis secundaria. La osteoporosis secundaria puede atribuirse a una causa conocida, como una enfermedad, un procedimiento quirúrgico o un medicamento. El médico seleccionará un procedimiento basándose en lo que cree que esté causando la pérdida de hueso. Si, por ejemplo, tiene hiperparatiroidismo, puede estar perdiendo sobre todo hueso cortical, en cuyo caso un estudio del antebrazo con DEXA puede ser la mejor elección porque el antebrazo está formado sobre todo de hueso cortical.

Si tiene el diagnóstico de osteoporosis. Si tiene osteoporosis, el médico puede programar periódicamente estudios con DEXA de la cadera, columna y muñeca, que son los sitios primarios de fracturas. Cuando se practican estudios a través de los años, los mejores resultados se obtienen con el mismo densitómetro, operado por el mismo técnico, en el mismo hueso. Esto se debe a que los resultados son ligeramente diferentes en cada aparato. Los expertos en densitometría están todavía tratando de encontrar una forma de comparar los resultados de los estudios con diferentes densitómetros.

Si está vigilando los efectos de los medicamentos. Si toma medicamentos como bifosfonatos o teraparatide, la densitometría central de la columna es el mejor estudio. El hueso trabecular de la columna muestra mejor los efectos del medicamento. La densitometría periférica sería de poca utilidad porque no es lo suficientemente precisa para proporcionar esta información.

Historia clínica y exploración física

Mucha gente cree equivocadamente que un estudio de densidad ósea es todo lo que se necesita para diagnosticar osteoporosis. Es cierto que el estudio puede confirmar que tiene densidad ósea baja; pero, ¿puede decir por qué? ¿Hay algo respecto a su salud en general o su estilo de vida que esté agravando las cosas? Para contestar esta pregunta, necesita una evaluación médica completa incluyendo historia clínica y exploración física.

Una historia clínica y exploración física es un examen completo de los sistemas y órganos del cuerpo. También probablemente se harán algunos análisis de sangre y orina. Esté preparado para describir cualquier preocupación de salud, si la tiene. Durante el examen, el médico le preguntará respecto a su historia médica familiar y la historia médica de sus parientes cercanos. Le preguntará respecto a los medicamentos que está tomando, lo que come, cuánto ejercicio hace, y cuánto fuma y toma alcohol. Sea honesto con sus respuestas. El médico no está ahí para juzgarlo sino para determinar el riesgo de osteoporosis y para identificar otros trastornos que puedan causar los síntomas.

¿Qué sabrá el médico al final de la historia clínica y exploración física? En principio, habrá identificado o eliminado trastornos que podrían ser causas secundarias de osteoporosis. La evaluación ayuda también al médico a decidir si necesita otro estudio de densidad ósea, cuáles partes del esqueleto deben estudiarse, y qué tipo de densitómetro debe utilizarse. La historia clínica y exploración física ayuda también al médico a interpretar los resultados del estudio de densidad ósea. Sin una historia clínica y exploración física, el estudio puede no ser tan útil o incluso puede interpretarse equivocadamente.

Pruebas de marcadores óseos

Las pruebas de los marcadores miden el recambio óseo; esto es, la velocidad a la cual cambia el hueso. Los resultados de las pruebas no indican en qué dirección va el ciclo de remodelación — si está perdiendo más hueso o formando más hueso — sólo que hay cambio. Estos resultados no son siempre el tipo de información que el médico necesita para entender su salud ósea. Por lo tanto, las pruebas se utilizan menos a menudo que los estudios de densidad ósea para diagnosticar y tratar la osteoporosis.

Aquí se explica como funciona una prueba de marcadores óseos. El ciclo de remodelación de hueso libera productos químicos en la sangre y orina. Estos productos son remanentes del material que forma los huesos así como hormonas y enzimas asociadas al ciclo de remodelación. Los resultados de las pruebas indican la velocidad a la que ocurre la degradación (resorción) y la formación de hueso. Si se sabe que está perdiendo hueso cuando se practica una prueba de marcador óseo, una velocidad de recambio óseo elevada significa pérdida de hueso más rápida.

Las pruebas de marcadores óseos no pueden utilizarse para diagnosticar osteoporosis, y no se usan en el manejo diario de este trastorno. Estas pruebas no son un sustituto de los estudios de densidad ósea.

¿En quién se debe practicar una prueba de marcadores óseos?

Lo que lee respecto a las pruebas de los marcadores óseos puede parecer como procedimientos de rutina — que puede usted ir al consultorio del médico y solicitarlos. Ése no es el caso. El hecho es que probablemente no necesita una prueba de marcadores si tiene los tipos más frecuentes de osteoporosis, los que se asocian a la edad y a la menopausia. El médico puede recomendar una prueba de marcadores óseos sólo si quiere determinar si tiene un recambio óseo acelerado.

La prueba de marcadores óseos es más útil si la pérdida de hueso se asocia a un trastorno médico cuyo efecto sobre el esqueleto no se conoce. Los marcadores óseos pueden indicar si ese trastorno está afectando el recambio óseo. Estas pruebas pueden ser también útiles para vigilar el tratamiento de ese trastorno.

Las pruebas de marcadores óseos generalmente no son buenas para predecir el riesgo de fracturas, aunque algunas veces pueden usarse cuando los resultados se comparan con un estudio de densidad ósea de la cadera. Las mujeres posmenopáusicas que tienen tasas elevadas de recambio óseo tienden a tener las tasas más elevadas de pérdida de hueso.

Tipos

Algunas pruebas de marcadores óseos miden los productos de la formación del hueso, y otras miden los productos de la degradación del hueso. Algunas miden los productos en la orina y otras los miden en la sangre. Las pruebas de marcadores son mínimamente dolorosas y no invasivas. Pero muchos factores — incluyendo la alimentación, la hora del día en que se practica la prueba y, en la mujeres, el ciclo menstrual — influyen sobre estas pruebas y limitan su utilidad.

Cómo establecer un diagnóstico

De los instrumentos que el médico tiene para diagnosticar osteoporosis, el estudio de la densidad ósea combinado con una historia clínica y exploración física es el más importante. Un estudio de la cadera con DEXA es generalmente el mejor estudio de densidad ósea para calcular el riesgo de fractura y, — basándose en esta información, — determinar si tiene usted osteoporosis. La historia clínica y exploración física determinan el estado general de salud y pueden ayudar al médico a detectar un posible trastorno que pudiera causar la osteoporosis. Las pruebas de marcadores óseos pueden también alertar al médico a una causa secundaria.

Después del estudio de densidad ósea, probablemente tenga una consulta de seguimiento con el médico para discutir los resultados. Usted aprovecha más esa discusión si comprende lo que significan las cifras y líneas en el resultado. Puede conocer más respecto a esto en el siguiente capítulo.

Capítulo 6

Cómo entender los resultados de los estudios

Digamos que le han practicado un estudio de la densidad ósea. Le entregan los resultados y — ¡caramba! — ¡vea todos esos números y líneas! ¿Qué significan? Aunque la densidad ósea no es el único factor que determina la resistencia de los huesos, es el único factor que puede medirse. Los números y líneas aparentemente incomprensibles en la hoja de resultados pueden dar al médico una medida precisa de la densidad ósea e información de la salud del esqueleto.

Por eso los estudios de densidad ósea son tan importantes para los médicos para determinar si se puede o no establecer un diagnóstico de osteoporosis. Recuerde que un estudio de densidad ósea mide la cantidad del contenido mineral, como calcio y fósforo, que está empaquetado en un centímetro cuadrado de hueso. Mientras más densos los huesos, más fuertes son y menos probabilidad tienen de fracturarse. Se han desarrollado criterios bien definidos para interpretar las mediciones. Dos cifras de los resultados del estudio que llaman más la atención son el valor de T y el valor de Z.

Un estudio de densidad ósea puede ser también un buen indicador del riesgo de fracturas de huesos. Una densidad ósea muy baja en cualquier sitio del esqueleto significa que las probabilidades de fracturarse un hueso en ese sitio o en otra parte son altas. Por ejemplo, si un estudio de densidad ósea de la cadera es bajo, la probabilidad de fracturarse la cadera es alta, y las probabilidad de fracturarse una vértebra es alta también.

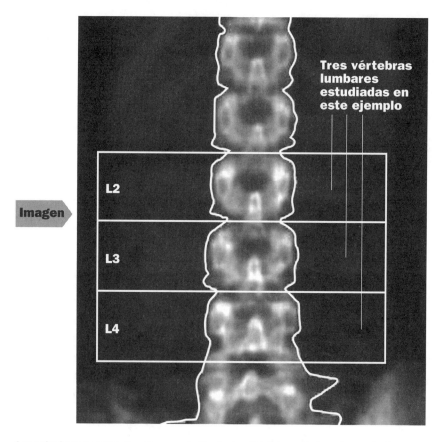

Los principales elementos de un estudio de densidad ósea de la columna incluyen una imagen del hueso que se está estudiando (arriba) y una tabla con una gráfica (página adjunta). Este estudio con DEXA indica que se trata de alguien entre 40 y 45 años con una buena densidad ósea de la región lumbar de la columna vertebral.

Lo que usted ve en los resultados del estudio

Los resultados del estudio de densidad ósea incluyen por lo menos tres elementos: una imagen en blanco y negro, una tabla de resumen de las cifras de la densidad ósea, y una gráfica. Estos elementos son lo que el médico ve en la pantalla de la computadora cuando practica el estudio.

La imagen en blanco y negro es una representación gráfica de la densidad ósea. El ejemplo de arriba muestra que este estudio se practicó en la columna vertebral. Los rectángulos blancos están sobrepuestos en la imagen de las tres vértebras. Los nombres L2, L3 y L4 indican que, para este estudio, la densidad ósea se midió en la segunda, tercera y cuarta vértebras de la región lumbar de la columna.

Región	Densidad ósea	Valor T adulto joven	Valor Z pareado por edad
L2	1.270	0.6	1.1
L3	1.243	0.4	0.9
L4	1.301	0.8	1.3
L2-L4	1.272	0.6	1.1

Tabla de resumen

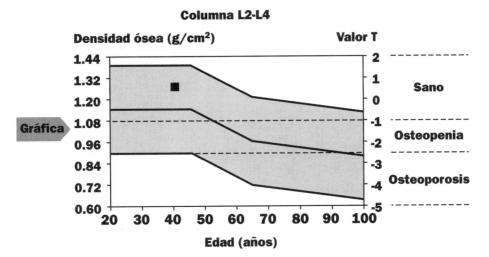

Columna L2-L4

Gráfica

Rango normal de la densidad ósea de las vértebras lumbares a través del tiempo

Los nombres L2, L3 y L4 aparecen también en la tabla de resumen de este ejemplo. La segunda columna es en donde se encuentran los valores reales de la densidad ósea de cada vértebra que se ha medido. Otras columnas indican lo que se conoce como valores T y valores Z. Su significado se explica después en el capítulo. Los números en la fila inferior son un promedio de las tres vértebras.

La gráfica compara el promedio de la densidad ósea de las tres vértebras lumbares (L2 a L4) con un rango normal para su edad. El área sombreada que cruza la gráfica representa este rango normal. La posición del cuadro negro en la gráfica indica que la persona en quien se practicó el estudio tiene entre 40 y 45 años, con una densidad ósea alrededor de 1.27 (la tabla muestra que el valor es exactamente 1.272). Esta persona tiene una densidad ósea excelente en la región lumbar,

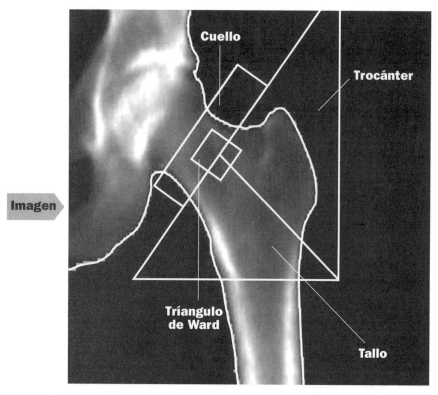

Un estudio con DEXA de la cadera tiene los mismos tres elementos que un estudio de la columna: una imagen, una tabla de resumen y una gráfica. Las cuatro regiones de la cadera medidas en este estudio están indicadas en la imagen (arriba) con líneas blancas. Los nombres de la región del triángulo de Ward y del trocánter están abreviados en la tabla de resumen (derecha) como *Ward* y *Troc* respectivamente. Los resultados del estudio indican a alguien entre 40 y 45 años con una buena densidad ósea del fémur izquierdo.

con un valor en la mitad superior del rango para los individuos alrededor de la edad de 40 años.

Los resultados de estudios de la densidad ósea de otros sitios en el esqueleto incluirán elementos similares a los resultados del estudio de la columna. El ejemplo que se presenta arriba muestra el resultado del estudio de densidad ósea de la cadera izquierda. El cuadro negro en la gráfica indica una persona de 40 años de edad con una densidad ósea normal de la cadera para su edad. Las líneas blancas sobrepuestas en la imagen indican cuatro regiones diferentes del fémur en donde se midió la densidad ósea. Se llaman cuello, tallo, trocánter y triángulo de Ward (que es de hecho un cuadrado en la imagen). La tabla de resumen enumera cada región individualmente y proporciona un valor promedio de las cuatro regiones (total).

Región	Densidad ósea	Valor T adulto joven	Valor Z pareado por edad
Cuello	0.919	-0.5	0.0
Ward	0.734	-1.4	-0.8
Troc	0.724	-0.6	-0.2
Tallo	1.118	-	-
Total	0.932	-0.6	-0.1

Tabla de resumen

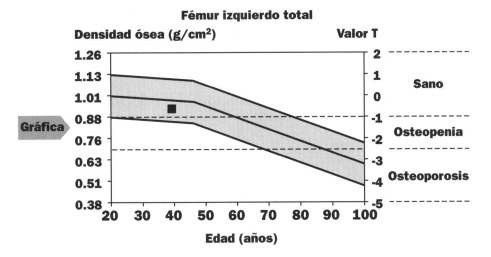

Gráfica

☐ **Rango normal de la densidad ósea del fémur izquierdo a través del tiempo.**

¿Cómo indican los resultados de este estudio si alguien tiene osteoporosis? Vea el ejemplo de la página 76 de la gráfica de un estudio de densidad ósea de la columna. El cuadro negro en la gráfica indica una persona alrededor de 80 años de edad. Su valor de densidad ósea para la región lumbar de la columna es alrededor de 0.75. Esta persona está en el rango bajo para su edad y se diagnosticaría con osteoporosis.

Lo que no se ha explicado de estos ejemplos son los valores de T y los valores de Z. Ambos valores proporcionan información importante para el médico. El valor T figura prominentemente en cualquier diagnóstico de osteoporosis. Hay variación en la forma en que estos números son derivados en diferentes densitómetros. Las secciones que siguen ayudarán a entender lo que significan los valores y cómo se usan.

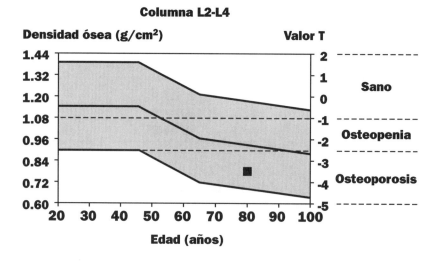

Columna L2-L4

Esta gráfica de un estudio de densidad ósea de la columna indica a alguien alrededor de los 80 años de edad que sería diagnosticado con osteoporosis.

Cómo entender los valores de T

Si es usted mujer, el valor de T compara la densidad ósea con la de un grupo grande de mujeres jóvenes de su peso y raza con la masa ósea máxima que tienen densidad ósea normal y saludable. Si es hombre, el valor de T compara su densidad ósea con la de hombres jóvenes de su peso y raza que tienen densidad ósea normal y saludable.

Usted podría preguntar por qué un estudio de densidad ósea lo compara con un grupo de mujeres o de hombres que pueden ser considerablemente más jóvenes que usted. Mucha gente con osteoporosis tiene 60 años o más. Este tipo de comparación puede no parecer justo o incluso útil, pero hay una buena razón para hacerlo. Permite a todos compararse con un valor basal común — una población joven normal a la edad de la masa ósea máxima, que es generalmente entre los 30 y 40 años de edad. Nadie espera que una mujer de 60 años de edad tenga el mismo valor de T que alguien con la masa ósea máxima. Los valores vienen de comparar a todos con el mismo estándar.

El número real en el resultado de su estudio representa la diferencia entre la densidad ósea y el promedio de densidad ósea, o el valor de la media, de adultos jóvenes, sanos y de su sexo. El número expresa la

Región	Densidad ósea	Valor T adulto joven	Valor Z pareado por edad
L2	1.270	0.6	1.1
L3	1.243	0.4	0.9
L4	1.301	0.8	1.3
L2-L4	1.272	0.6	1.1

Valor de T referido para el diagnóstico

La tercera y cuarta columnas de esta tabla indican los valores T y los valores Z para las tres vértebras medidas en el estudio. El valor T de abajo es el promedio de las tres vértebras — es el que el médico consideraría más para un diagnóstico de osteoporosis. Un valor T de +0.6 es mayor que el promedio por más de media desviación estándar.

diferencia (desviación) de este valor de la media. Si el valor T es de 0.0, no tiene ninguna desviación de lo normal porque está igual que el grupo con el que se está comparando. Si el valor T es -1.0, la densidad ósea es menor que el promedio en una desviación estándar. En la misma forma, si el valor T es +0.5, la densidad ósea es mayor que el promedio en la mitad de una desviación estándar.

Para determinar si se establece un diagnóstico de osteopenia o de osteoporosis basándose estrictamente en el estudio de densidad ósea, el médico interpretará el valor T de acuerdo a las guías oficiales de la Organización Mundial de la Salud (OMS) y la Fundación Nacional de Osteoporosis (NOF, por sus siglas en inglés) de Estados Unidos:

- Si el valor de T se encuentra dentro de una desviación estándar del promedio, esto es entre +1.0 y -1.0, tiene usted una densidad ósea normal.
- Si el valor de T es -1.0 a -2.5 desviaciones estándar por debajo del promedio, tiene usted densidad ósea baja, un trastorno conocido como osteopenia.
- Si el valor de T es por lo menos -2.5 o menor que el promedio, tiene usted osteoporosis.
- Si el valor de T es por lo menos -2.5 o menor que el promedio y se ha fracturado uno o más huesos, tiene usted osteoporosis importante.

Los mismos criterios se aplican a los hombres y a las mujeres. Para la mayoría de estudios de densidad ósea, una desviación estándar de -1.0 equivale a 10 a 12 por ciento de disminución de la densidad ósea. Por lo tanto, un valor T de -2.5 significa que la densidad ósea es aproximadamente 25 a 30 por ciento menor que la del promedio de las mujeres o de los hombres sanos con su masa ósea máxima.

Los valores T de diferentes huesos en el esqueleto no pueden compararse. Generalmente, cuando se estudia más de un hueso, los médicos usan el valor T más bajo para diagnosticar osteoporosis. Por ejemplo, si tiene un valor T de -2.7 en la columna y un valor T de -2.0 en la cadera, el valor T de la columna se usaría para indicar que tiene usted osteoporosis.

Los resultados del estudio pueden ser un buen indicador de osteoporosis, pero no son un diagnóstico completo. Si le dicen que tiene osteopenia (un valor T en el rango de -1.0 a -2.5), esto no garantiza que desarrollará finalmente osteoporosis, sino que debe evitarse una mayor disminución en la densidad ósea. Por eso la opinión del médico es tan importante.

Cómo entender los valores de Z

Los valores Z comparan la densidad ósea con el promedio de un grupo de mujeres o de hombres que son aproximadamente de su edad y de la misma raza que no han sido diagnosticados con osteoporosis. Aunque el valor Z es un buen indicador de qué tan normal o anormal es la densidad ósea para su edad, no se usa para determinar si tiene usted osteoporosis. El valor T se usa para eso. El médico se referirá a los criterios de los valores T establecidos por la Organización Mundial de la Salud para establecer el diagnóstico.

El valor Z es útil porque puede sugerir que tiene una forma secundaria de osteoporosis — si algo diferente a la edad o la menopausia está causando la pérdida anormal de hueso. Un valor Z menor de -1.5 significa que debe sospecharse osteoporosis secundaria. El médico tratará entonces de determinar si hay una causa subyacente de la masa ósea baja. Si se puede identificar una causa, el trastorno puede tratarse a menudo y la pérdida de hueso se hace más lenta o se detiene.

En general, mientras menor es el valor Z, mayor probabilidad de que algo diferente a la menopausia o el envejecimiento esté contribuyendo a la pérdida de hueso. Pero menos de 3 por ciento de adultos tiene un valor Z menor de -2.0. Menos de 1 por ciento tiene un valor Z menor de -3.0.

Puede tener un valor Z normal y un valor T anormal. Esto es bastante frecuente en adultos de edad avanzada. Se debe a que todos perdemos densidad ósea al avanzar la edad. Hacia el tiempo en que la gente llega a los 80 años, su densidad ósea será normal para la edad de acuerdo al valor Z, pero puede tener osteopenia u osteoporosis, de acuerdo al valor T.

¿Cómo se usan los números?

Los valores T y los valores Z son piezas importantes de información de los resultados del estudio de la densidad ósea. Ahora qu tiene usted una comprensión básica de cómo se calculan los valores, veamos dos ejemplos imaginarios que ilustran la forma en que se usan los números para valorar la salud ósea y diagnosticar osteoporosis.

Ejemplo 1

La señorita J tiene 59 años de edad. Ha completado la menopausia. No fuma y no toma alcohol en exceso. No recibe corticoesteroides y nunca se ha fracturado un hueso. Su madre tuvo osteoporosis. Preocupada por las probabilidades de desarrollar la enfermedad, habla con su médico. En vista de su edad y la historia familiar, el médico hace arreglos para un estudio de densidad ósea de la cadera usando absorciometría de energía doble de rayos X (DEXA).

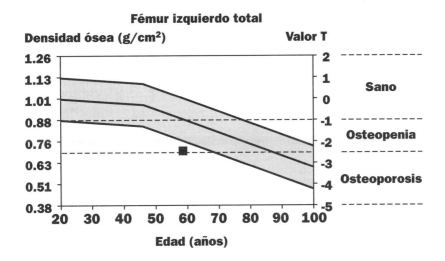

Densidad ósea de la cadera de la señorita J

La señorita J observa una gráfica en la hoja de los resultados del estudio. Ve cómo la densidad ósea normal del fémur izquierdo disminuye gradualmente y se vuelve más pronunciada hacia los 40 años. Un cuadro negro en la gráfica muestra que el valor T es -2.3. Eso significa que la densidad ósea es 2.3 desviaciones estándar por debajo de la media de un grupo de mujeres sanas y jóvenes, con un peso aproximado al suyo y de la misma raza. Aunque no tiene osteoporosis — que estaría indicada con un valor T de -2.5 o menor — le dicen que tiene osteopenia y riesgo de osteoporosis si presenta pérdida de hueso en el futuro.

El valor Z de la Srta. J es -0.7, lo que significa que la densidad ósea es menor que lo normal para mujeres de su edad por siete décimos de una desviación estándar. El valor Z no es lo suficientemente bajo para sugerir que tiene una causa secundaria de la pérdida de hueso.

Ejemplo 2
La Srta. K tiene 42 años de edad. Hace siete años se le practicó histerectomía total, que es la extirpación quirúrgica del útero y los ovarios. No se le administraron estrógenos después de la cirugía. No fuma ni toma alcohol en exceso. No tiene historia familiar de osteoporosis y nunca se ha fracturado un hueso. El valor T es -2.3, el mismo que la Srta J. Pero la Srta K es 15 años más joven, lo que le da 15 años adicionales para perder masa ósea. Por esta razón, tiene mayor riesgo de desarrollar osteoporosis.

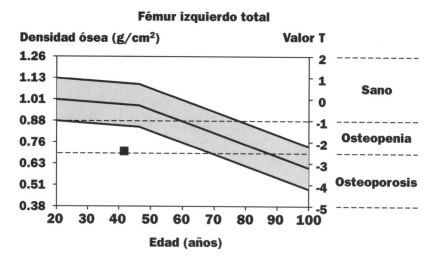

Densidad ósea de la cadera de la señorita K

El valor Z de la Srta. K es -2.3, el mismo que el valor T. Este valor Z bajo sugiere que algo además de la edad o la menopausia está afectando la densidad ósea. En el caso de la Srta. K, la menopausia quirúrgica causada por la histerectomía, y la consecuente disminución del nivel de estrógenos, puede haber desencadenado una pérdida súbita y temprana de la densidad ósea.

Estos dos ejemplos ilustran cómo valores similares de densidad ósea pueden tener un significado diferente en personas diferentes. Puede tener el mismo valor T que su vecino, pero uno de ustedes puede desarrollar osteoporosis y el otro puede no desarrollarla. Aunque la Srta. K no tiene osteoporosis, tiene mucho mayor riesgo de desarrollarla que la Srta J porque es más joven y tiene más tiempo para perder hueso.

¿Pueden los resultados del estudio predecir una fractura?

En general, mientras menor es el valor T, mayor es el riesgo de fractura. Como regla general, por cada desviación estándar por debajo de la masa ósea máxima normal, el riesgo de fractura se duplica. Por ejemplo, si el valor T es -2.0, tiene usted una probabilidad cuatro veces mayor de fracturarse un hueso. En los hombres y mujeres que tienen la misma densidad ósea, este riesgo de fractura es el mismo. Un valor T de -2.5 — considerado el límite entre osteopenia y osteoporosis — es definido por la OMS como el punto por debajo del cual es necesario el tratamiento. Pero de hecho, el valor -2.5 no es un límite absoluto.

Aunque es cierto que nada puede predecir el futuro con certeza, el valor T revela más respecto al riesgo de fractura que lo que dice una lectura de la presión arterial del riesgo de accidente vascular cerebral o un valor de colesterol respecto al riesgo de un ataque cardiaco. Sin embargo, tenga presente que tener osteoporosis no significa que definitivamente presentará una fractura. Es como establecer 140/90 milímetros de mercurio (mm Hg) como el punto de corte entre la presión arterial alta y la presión arterial normal. Sólo porque la presión arterial está arriba de ese número no significa que tendrá usted un accidente vascular cerebral. Y no hay un valor T por debajo del cual usted definitivamente se fracturará un hueso.

Los valores Z pueden ayudar también a predecir su riesgo de fractura. En general, si el valor Z está una desviación estándar por debajo del promedio para su edad, el riesgo de fractura se duplica. Se cuadruplica si está dos desviaciones estándar por debajo del promedio para su edad. Si es un adulto de edad avanzada y su valor Z es normal, puede tener densidad baja y riesgo de fracturarse un hueso. Recuerde que lo normal para un adulto de edad avanzada tiende a ser bajo cuando se compara con lo normal en un adulto joven.

Cómo colocar los valores T y los valores Z en contexto

Los valores T y los valores Z son probabilidades estadísticas basadas en grupos de personas similares a usted. Pero usted es un individuo único con una estructura genética y un estilo de vida específicos que afectan su riesgo. Por eso el médico considera otros factores, que incluyen:

- Edad
- Salud física y emocional global
- Si ha tenido una fractura en el pasado
- Los medicamentos que está tomando o que ha tomado en el pasado
- Historia familiar
- La salud ósea en general

La probabilidad de una fractura aumenta naturalmente al avanzar la edad, incluso si la densidad ósea es normal. Por la edad y el desgaste diario, los huesos se vuelven más frágiles y menos capaces de absorber las cargas. Si ha tenido ya una fractura, tiene riesgo aumentado de presentar otra fractura. Los estudios indican que 45 por ciento de las mujeres de 50 años de edad se fracturarán una cadera, vértebra, antebrazo, muñeca o algún otro hueso en algún momento en los años restantes de su vida. Muchas de estas mujeres no tienen osteoporosis cuando se fracturan un hueso. En los hombres, las probabilidades de fracturarse un hueso aumentan mucho después de los 75 años, independientemente de la densidad ósea.

Un estudio de densidad ósea no mide la calidad del hueso. La calidad del hueso es cómo está conectado y cómo está la estructura del hueso, no solamente la cantidad de material. La calidad del hueso es otro factor de la fuerza de los huesos y qué tan resistentes son para fracturarse. Eso significa que los huesos pueden tener densidad ósea baja pero al mismo tiempo tener una alta calidad que resiste una fractura.

Consideraciones importantes

Algunas personas cometen el error de pensar que el valor T es todo lo que necesitan saber respecto a la salud ósea. Una cifra no ilustra todo el cuadro. Un valor T puede ser fácil de interpretar equivocadamente o de ignorar. Por ejemplo, puede tener un valor T normal en los resultados del estudio, pero si tiene una fractura por compresión causada por un traumatismo ligero en la columna, debe preocuparse respecto a osteoporosis. Otros factores de riesgo pueden estar involucrados al grado de hacer que el médico decida tratar la pérdida de hueso. La Fundación Nacional de Osteoporosis (en EUA) recomienda que las mujeres sin factores de riesgo aparte del sexo y edad deben ser tratadas de osteoporosis si su valor T es -2.0 o menor.

Algunas personas pueden tener un valor T bajo y no fracturarse nunca. Por ejemplo, puede ser una mujer de 60 años de edad con un valor T de -3.0, que muestra que tiene osteoporosis. Pero puede ser también una ávida jugadora de tenis que ha estado recibiendo medicamentos para prevenir la pérdida de hueso desde la menopausia, y nunca se ha fracturado un hueso. La calidad de hueso es excelente por los buenos genes, la vida sana y la alimentación saludable. Puede seguir llevando una vida activa sin efectos adversos de la osteoporosis.

El futuro puede ser diferente si tiene el mismo valor T de -3.0, pero es una mujer de 45 años de edad, especialmente si fuma, no hace ejercicio y ha tenido ya una fractura. Estas circunstancias la ponen en un riesgo mucho mayor de fracturarse un hueso. Y el médico trataría el trastorno de manera muy diferente.

El punto es que los valores T y los estudios de densidad ósea en general no son todo para comprender cómo afecta la masa ósea baja. Hay algo más que unas cifras del densitómetro. Antes de sacar conclusiones, discuta siempre sus resultados de la densidad ósea con un médico. Es importante que el médico relacione todos los puntos para tener un cuadro completo de la salud ósea. Necesita examinar el valor T a la luz de otros factores de la vida que pueden afectar al esqueleto. Juntos pueden decidir cómo tratar la pérdida de hueso con una estrategia diseñada específicamente para usted. Aprenda más respecto a lo que puede implicar esa estrategia en el próximo capítulo.

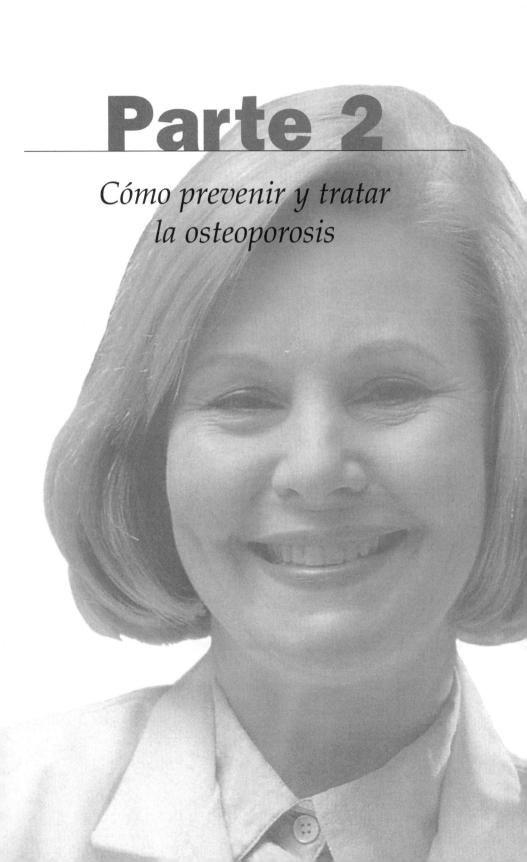

Parte 2

*Cómo prevenir y tratar
la osteoporosis*

Capítulo 7

Elementos del plan de acción

N unca es demasiado pronto para empezar la batalla contra la osteoporosis ni demasiado tarde para detener el trastorno. Si está procurando de prevenir la osteoporosis o tratarla, el objetivo es el mismo: mantener la salud ósea para asegurar un bajo riesgo de fractura. E independientemente de la razón para establecer este objetivo, las medidas que tome para alcanzarlo son siempre las mismas. Muchas de estas medidas requieren su participación activa.

Comprender su papel en la prevención o en el tratamiento de la osteoporosis es vital para el éxito. Ese conocimiento lo ayuda a coordinar estrategias claves relacionadas con factores como la alimentación, el ejercicio y los medicamentos en un plan de acción práctico y alcanzable. Este plan de acción será un proyecto diseñado específicamente por usted y su médico para mantener saludables los huesos.

Si no tiene osteoporosis, un plan de prevención puede reducir el riesgo de desarrollar la enfermedad. En forma ideal, la prevención empieza en la infancia y continúa durante toda la vida. Mientras más hueso acumule en los años tempranos, menor probabilidad tendrá de desarrollar osteoporosis posteriormente. Pero no es éste el único tiempo en que un plan de acción puede ser eficaz. Incluso si es usted un adulto con riesgo aumentado o si le han diagnosticado el trastorno, puede disminuir o detener la pérdida de hueso con el uso adecuado de varias estrategias que usted y el médico pueden diseñar juntos.

Huesos fuertes para toda la vida

Un plan de acción exitoso para prevenir o tratar la osteoporosis implica varios elementos que contribuyen a la salud ósea en general. Estos elementos incluyen una buena nutrición — incluyendo un consumo adecuado de calcio y vitamina D — actividad física regular, hábitos y comportamientos saludables, buena postura y medicamentos. Cuando se combinan, estos elementos se apoyan y se refuerzan entre sí para ayudarlo a prevenir o manejar la osteoporosis, mantenerlo sano y mantener la calidad de vida en general. Cada uno de los elementos será descrito en este capítulo para mostrar por qué es tan esencial para su plan de acción y cómo se interrelaciona con otros elementos. Los capítulos 8 a 13 están dedicados cada uno a un elemento diferente, proporcionando más detalles y mostrando cómo las estrategias relacionadas con él pueden ponerse en práctica.

Al establecer un plan de acción, considere estos objetivos.

- Maximizar el desarrollo del esqueleto. Siendo niño o adulto joven, el enfoque es alcanzar una masa ósea máxima elevada. Siendo adulto de edad avanzada, el objetivo es estabilizar la masa ósea existente.
- Prevenir las fracturas. Los huesos debilitados por la depleción de calcio y otros minerales tienen mayor probabilidad de fracturarse.
- Aliviar los síntomas de fracturas, postura encorvada y dolor crónico, si ocurren.
- Mejorar el equilibrio y la capacidad para desplazarse y mantenerse activo.

El éxito para lograr estos objetivos depende en parte de su compromiso con el plan de acción. Depende de usted seguir las rutinas diarias y estar dispuesto a ajustar algunos de sus comportamientos.

Al mismo tiempo, no tiene que hacerlo solo. Al manejar cualquier enfermedad crónica, es importante mantener buenas relaciones y obtener apoyo de profesionales, así como de familiares y amigos. Varios tipos de médicos pueden ayudarlo, incluyendo endocrinólogos, reumatólogos, médicos generales, internistas, ginecólogos, especialistas en rehabilitación y ortopedistas. A menudo el médico es el mejor para trabajar juntos porque conoce su historia médica y sus necesidades especiales. Al manejar aspectos específicos de su plan de acción, puede encontrar útil consultar también al dietista, al terapeuta físico u ocupacional, a la trabajadora social y al profesional de salud mental.

Empezar en la juventud

El secreto para prevenir la osteoporosis es hacer que el esqueleto sea lo más fuerte posible, haciendo todo lo que pueda para ayudarlo a alcanzar la máxima masa ósea. (Para mayor discusión de la masa ósea máxima, vea el Capítulo 2.) Con una alimentación adecuada y estando físicamente activo durante los años en que aumenta la masa ósea — de la infancia a los 30 años aproximadamente — puede usted disminuir el impacto de la pérdida de hueso que ocurre naturalmente en los años posteriores.

Los padres y los abuelos pueden ayudar a los niños a desarrollar hábitos que beneficien sus huesos el resto de la vida. Empiece asegurándose que los niños obtienen suficiente calcio. Los jóvenes tienen a menudo alimentación deficiente en calcio. La buena nutrición general es también importante. Algunas mujeres jóvenes llevan una dieta excesiva en una búsqueda por estar delgadas y se privan de nutrientes valiosos. El peso bajo coloca a los huesos en riesgo. Por el contrario, los estudios muestran que las mujeres jóvenes pueden aumentar la masa ósea incrementando el consumo de calcio en la alimentación.

A muchos niños les gustan los refrescos, que no contienen calcio. Los padres pueden hacer un favor a sus hijos evitando las sodas y ofreciendo leche o jugo enriquecido con calcio. La leche y el jugo de frutas están entre las fuentes mayores de vitaminas, calcio y magnesio para los niños.

Los padres y los abuelos pueden alentar también la actividad física como parte de la rutina familiar, sea caminar después de la cena, nadar, jugar boliche, un viaje en canoa o un partido de basquetbol o tenis. La actividad física regular es esencial para formar músculos y huesos fuertes.

Alimentación y nutrición

Una buena salud del hueso empieza con una buena nutrición — una alimentación bien balanceada que incluya suficiente calcio, vitamina D y otros nutrientes que el cuerpo necesita para llevar a cabo sus funciones diarias. El calcio y la vitamina D son nutrientes esenciales para maximizar y preservar la masa ósea. Los estudios muestran que obtener cantidades adecuadas de calcio y vitamina D reduce la tasa de pérdida de hueso que ocurre con la edad, y puede reducir el riesgo de fracturas de la cadera y otras fracturas no vertebrales en adultos de edad avanzada. Las proteínas y otros nutrientes, como los minerales fósforo, sodio y magnesio, desempeñan también un papel importante para mantener fuertes los huesos.

Calcio: la base

El calcio se encuentra en cada una de los miles de millones de células del cuerpo, aunque aproximadamente 99 por ciento se encuentra en el esqueleto. Debido a que el calcio es un componente importante del hueso, necesita cantidades adecuadas del mineral durante toda la vida para alcanzar y mantener la masa ósea máxima. El calcio es necesario también para que el corazón, músculos y nervios funcionen adecuadamente y para que la sangre coagule normalmente. De hecho, un aporte adecuado de calcio debe estar siempre disponible en la sangre. El cuerpo ha formado salvaguardas para regular el nivel de calcio en la sangre — para impedir que exista muy poco o demasiado.

Todos los días pierde calcio en la orina, heces y, en menor grado, sudor. Esta pérdida continua de calcio significa que el cuerpo requiere constante recuperación. Si no consume suficiente calcio en la alimentación, las glándulas paratiroides liberan una hormona que estimula la liberación de calcio de los huesos a la circulación. Los huesos liberan el calcio para mantener el nivel de calcio normal en la sangre. Si esta acción ocurre repetidamente en un largo periodo, su densidad ósea disminuye.

Requerimientos de calcio. El calcio es esencial durante la infancia y adolescencia, cuando el esqueleto está creciendo rápidamente. Pero en contra de la creencia común, la necesidad de calcio en la alimentación aumenta con la edad. Con la edad, el cuerpo se vuelve menos eficiente para absorber calcio y vitamina D de la alimentación y retener calcio por los riñones. En las mujeres, la disminución de los niveles de estrógenos en la menopausia reduce más la absorción de calcio. Además, muchos adultos de edad avanzada consumen menos productos lácteos y otros alimentos que contienen calcio. Tienen también mayor probabilidad de problemas médicos crónicos y de usar medicamentos que pueden dificultar la absorción de calcio. Todos estos cambios ponen mayor presión en el cuerpo para mantener niveles suficientes de calcio en la sangre.

Consumo diario de calcio recomendado en la alimentación

Edad	Consumo adecuado (miligramos/día)	Límite superior (miligramos/día)
0-6 meses	210	
7-12 meses	270	
1-3 años	500	2,500
4-8 años	800	2,500
9-18 años	1,300	2,500
19-50 años	1,000	2,500
51 años o más	1,200	2,500

Hay consenso entre muchos médicos en que un objetivo de 1,500 mg de calcio al día es razonable para las mujeres posmenopáusicas.

Fuente: National Academy of Sciences, USA, 2002.

Desafortunadamente mucha gente no obtiene el calcio que necesita para mantener fuertes los huesos. La alimentación típica en países como Estados Unidos proporciona menos de 600 miligramos (mg) al día de calcio — muy por abajo de los niveles recomendados en los adultos. En los niños y adolescentes, se calcula que aproximadamente 25 por ciento de niños y 10 por ciento de niñas cumplen con el consumo recomendado. Sólo aproximadamente 50 a 60 por ciento de adultos de edad avanzada obtienen la cantidad de calcio que necesitan. Por lo tanto, es mucho lo que puede hacer una persona para mejorar la salud del esqueleto en cualquier edad.

Los investigadores citan varias posibles razones de esta deficiencia generalizada de calcio. En primer lugar está el hecho de que la gente consume menos productos lácteos. Algunas personas evitan la leche por intolerancia a la lactosa (el azúcar de la leche), temor de aumentar de peso u otras razones. Además, la gente no come suficientes frutas y vegetales, y consumen grandes cantidades de bebidas ricas en fósforo y sin calcio, como las sodas.

Una forma de aumentar el calcio en la alimentación es conocer cuáles alimentos son ricos en calcio e incluirlos en sus comidas. Otra forma es tomar un suplemento de calcio. Estos temas, así como un panorama de una buena nutrición, se discuten en el Capítulo 8.

Requerimientos de calcio durante el embarazo y la lactancia

Durante el embarazo, el cuerpo de la madre necesita calcio adicional para el feto en desarrollo. Para obtenerlo, la capacidad de la madre para absorber el mineral en los intestinos aumenta — un ingenioso ardid de la Madre Naturaleza. Durante la lactancia, los riñones de la madre conservan calcio, y lo hacen más disponible para ella y el bebé.

Debido a estos cambios en el cuerpo, el consumo recomendado de calcio en las mujeres durante el embarazo y la lactancia es el mismo que para todas las mujeres de la misma edad. Sin embargo, si está embarazada, hable con el médico respecto a satisfacer los requerimientos de calcio.

Vitamina D: se abre la puerta del calcio

El consumo de calcio no es el único factor para tener huesos fuertes. El cuerpo debe mantener un equilibrio entre el calcio que se absorbe de los alimentos y el calcio que se elimina del cuerpo.

La absorción de calcio se lleva a cabo cuando los intestinos extraen el mineral de los alimentos y lo pasan a la sangre. La excreción de calcio ocurre principalmente en la orina, heces y sudor. Una deficiente absorción y una excreción aumentada pueden alterar el equilibrio de calcio y debilitar los huesos.

La vitamina D desempeña un importante papel para mantener este equilibrio aumentando la absorción de calcio en el intestino delgado. La vitamina D es como la llave que abre una puerta, permitiendo que el calcio salga del intestino y entre en la sangre. Si no obtiene suficiente vitamina D, el nivel de calcio circulante en la sangre disminuye. Es entonces cuando la hormona paratiroides da la señal a los huesos para liberar más calcio a la circulación. Con el tiempo, una deficiencia de vitamina D produce una pérdida anormal de hueso.

Fuentes de vitamina D. Un aporte adecuado de vitamina D requiere exposición a la luz del sol. La radiación ultravioleta (UV) del sol estimula su piel a sintetizar vitamina D. Hasta 90 por ciento del aporte de vitamina D puede venir de la luz del sol.

La cantidad de vitamina D que usted convierte depende de muchos factores, incluyendo la estación, la latitud en que usted vive, la cantidad de luz del sol y la contaminación del aire de la región, la edad, el estado de la piel, hígado y riñones, y el tipo de ropa que usa. El uso de filtros solares y

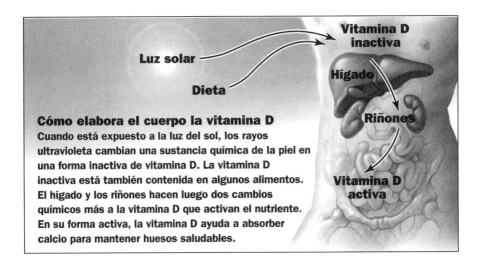

Luz solar

Dieta

Vitamina D inactiva

Hígado

Riñones

Vitamina D activa

Cómo elabora el cuerpo la vitamina D
Cuando está expuesto a la luz del sol, los rayos ultravioleta cambian una sustancia química de la piel en una forma inactiva de vitamina D. La vitamina D inactiva está también contenida en algunos alimentos. El hígado y los riñones hacen luego dos cambios químicos más a la vitamina D que activan el nutriente. En su forma activa, la vitamina D ayuda a absorber calcio para mantener huesos saludables.

periodos largos dentro de la casa impiden que algunas personas obtengan la vitamina D que necesitan. En las latitudes nórdicas, la radiación solar no es lo suficientemente fuerte en el invierno para producir vitamina D adecuada en la piel. Durante estos meses, el cuerpo depende de la vitamina D almacenada o de las fuentes alimenticias.

Sólo algunos alimentos son naturalmente ricos en vitamina D. Incluyen pescado graso, aceites de hígado de pescado (incluyendo el aceite de hígado de bacalao), hígado y la yema del huevo. La leche que usted compra en la tienda está generalmente enriquecida con vitamina D.

Requerimientos de vitamina D. Obtener suficiente vitamina D es necesario en cualquier edad. La mayoría de lactantes y niños en Estados Unidos obtienen suficiente vitamina D porque se agrega a la leche. Aunque el consumo de leche a menudo disminuye durante la adolescencia, la deficiencia de vitamina D es rara en este grupo de edad.

Los adultos de edad avanzada tienen menor probabilidad de obtener suficiente vitamina D. Con la edad, la piel se vuelve menos capaz de sintetizar vitamina D, y órganos como los riñones y el hígado pueden volverse menos eficientes para procesarla. Los adultos de edad avanzada tienen menor probabilidad de consumir alimentos enriquecidos con vitamina D, como la leche. Su capacidad para absorber la vitamina del alimento disminuye también. Muchos adultos de edad avanzada pasan menos tiempo en el sol, particularmente durante los meses fríos del invierno en latitudes nórdicas y al avanzar la edad pueden estar confinados en la casa.

Para la producción adecuada de vitamina D por la luz del sol, algunos expertos recomiendan 10 a 15 minutos de exposición al sol

Ingesta diaria recomendada de vitamina D

Edad	Ingesta adecuada (unidades internacionales/día)	Límite superior (unidades internacionales/día)
0-50 años	200	2,000
51-70 años	400-600	2,000
71 años +	600-800	2,000

Nota: las cantidades de vitamina D a veces son expresadas en microgramos (40 UI = 1 microgramo).

Fuente: National Academy of Sciences, 2002

en la cara, brazos y manos dos o tres veces por semana — dependiendo de la sensibilidad individual de la piel. Sin embargo, como se mencionó antes, muchos factores pueden reducir la eficacia de la luz del sol para producir vitamina D. Éstos incluyen filtros solares, luz filtrada a través de una ventana, contaminación del aire y la debilidad de la radiación solar en el invierno. Si está afectado por cualquiera de estos factores, puede beneficiarse con suplementos de vitamina D. Los individuos que toman medicamentos esteroides como prednisona o hidrocortisona pueden requerir vitamina D adicional.

Otros nutrientes y los huesos

Los nutrientes diferentes al calcio y la vitamina D pueden influir sobre la salud de los huesos tanto en forma positiva como negativa.

Fósforo. El fósforo está presente en la mayoría de los alimentos, incluyendo carne, aves de corral, pescado, huevo, productos lácteos, nueces, legumbres, cereales y granos. Las sales de fósforo se utilizan extensamente en los alimentos procesados. El fósforo es importante para el desarrollo normal y el mantenimiento de los huesos y tejidos. El consumo de fósforo en la alimentación estadounidense ha aumentado 10 a 15 por ciento en los últimos 20 años, debido principalmente al aumento del uso de aditivos de los alimentos y bebidas carbonatadas. Desafortunadamente un exceso de fósforo puede tener efectos adversos sobre el esqueleto.

Proteínas. Las proteínas son uno de los ladrillos para construir el hueso, y son esenciales para que el cuerpo forme y repare tejidos. También son necesarias para que cicatricen las fracturas y para que el sistema inmune funcione adecuadamente. La mayoría de estadounidenses consumen más de la cantidad recomendada de proteínas al día, que es de 44 gramos para las mujeres y 56 gramos para los hombres. Como referencia, 56 gramos de proteínas se encuentran en dos vasos de leche y en 120 a 180 g de carne. Los estudios sugieren que una dieta rica en proteínas puede aumentar la cantidad de calcio que se excreta por los riñones. Por otro lado, una dieta pobre en proteínas puede interferir con la absorción de calcio en el intestino. Una alimentación que contenga un nivel moderado de proteínas es probablemente mejor para usted.

Sodio. El cloruro de sodio, el componente principal de la sal de mesa, aumenta la excreción de calcio por la orina. Aunque raro, una dieta rica en sodio puede afectar adversamente el equilibrio de calcio en la sangre. La mayoría de estadounidenses adultos consume más del límite recomendado de 2,400 miligramos al día. Recuerde probar los alimentos antes de buscar el salero.

¿El mensaje? Una alimentación bien balanceada, incluyendo las cantidades recomendadas de fósforo, proteínas y sodio, es buena para los huesos. Para mayor información respecto a la nutrición, vea el Capítulo 8.

Peso corporal y osteoporosis

La mayoría de nosotros hemos escuchado los peligros del sobrepeso, como el riesgo aumentado de cardiopatía coronaria y de accidente vascular cerebral. Pero ser demasiado delgado puede también no ser saludable, especialmente para los huesos. Es importante que la alimentación incluya suficientes calorías para mantener un peso normal, porque el peso tiene un fuerte impacto sobre la masa ósea. Debido a que el peso aumenta la carga sobre el esqueleto, los huesos compensan siendo más fuertes.

Las mujeres excesivamente delgadas corren el riesgo de tener una masa ósea baja, pérdida excesiva de hueso en la menopausia y susceptibilidad para las fracturas. Es mejor mantener un peso saludable y normal — ni sobrepeso, ni bajo peso. Agregar peso más allá del rango normal puede ser bueno para los huesos pero aumenta muchos otros riesgos para la salud. Si tiene problemas con el peso o la dieta, hable con el médico.

Actividad física

Ser físicamente activo regularmente es otro componente clave de cualquier plan de acción para prevenir o tratar la osteoporosis. Los estudios muestran que una actividad física suficiente tempranamente en la vida ayuda a alcanzar una masa ósea máxima mayor. El ejercicio regular durante los años adultos puede ayudar a disminuir la pérdida de hueso, mantener la postura y fortalecer la salud cardiovascular. También mejora el equilibrio, coordinación y fuerza muscular, que reducen el riesgo de caídas y fracturas de huesos. Las evidencias indican también que la actividad física mejora la función muscular. Todos estos factores ayudan a retrasar la pérdida de la independencia de muchos adultos de edad avanzada, permitiéndoles mantener el estilo de vida que quieren un periodo mayor y contribuir a una mejor calidad de vida.

El hueso es un tejido viviente que puede fortalecerse — o debilitarse — en relación a qué tanto se utiliza. Mientras mayores sean las demandas sobre los huesos, más fuertes y densos se vuelven. Cuando realiza una acción como golpear la pelota de tenis o caer sobre los pies después de un salto, los mensajeros químicos instruyen a los huesos de los brazos o piernas a estar listos para manejar ese impacto de nuevo. Repetir la acción refuerza la preparación de los huesos. Si ve de cerca las radiografías de los brazos de un jugador de tenis, puede ver que los huesos del brazo dominante — el que sostiene la raqueta — son más grandes y más densos que los huesos del otro brazo. Por el contrario, la gente que es enviada a reposo o inmovilizada pierde fuerza del hueso rápidamente debido a la falta de actividad y de uso.

Cualquier actividad ayuda. Ser activo incluye todos los movimientos de las tareas de la vida diaria, llevar recados y simplemente vivir su vida. Puede implicar también un programa de ejercicio más estructurado. Podría seleccionar ejercicios con soporte de peso, como caminar, trotar, basquetbol y baile, y ejercicios de resistencia, que implican a menudo el uso de pesas. Otros ejercicios están diseñados para fortalecer los músculos de la espalda y mejorar la postura. A menudo, una combinación de estos ejercicios es recomendable para su plan de acción. Planee hablar con el médico respecto a los tipos de actividades que son apropiadas para usted. La actividad física se discute en más detalle en el Capítulo 9.

Medicamentos

Además de la alimentación y el ejercicio, a menudo se prescriben medicamentos para la gente que tiene riesgo elevado de desarrollar osteoporosis y para la que ha sido diagnosticada con la enfermedad. Igual que con los otros componentes de un plan de acción, el objetivo principal al tomar medicamentos es preservar o aumentar la densidad ósea y prevenir fracturas.

La mayoría de medicamentos de prescripción para la osteoporosis son llamados antirresortivos. El término se refiere a la acción de disminuir o detener la degradación del tejido óseo (resorción). Estos medicamentos no afectan la formación de hueso — la otra mitad del ciclo de remodelación ósea. Frenando la resorción de hueso, los medicamentos antirresortivos ayudan a mantener la formación de hueso. Esto debe disminuir la pérdida de hueso y a menudo permite que aumente la densidad ósea con el tiempo.

Un nuevo medicamento recientemente estudiado y aprobado por la Administración de Alimentos y Medicamentos funciona en forma opuesta. El medicamento derivado de la hormona paratiroides funciona para formar hueso nuevo y aumentar la masa ósea. Es llamado un agente anabólico. La palabra *anabólico* describe un proceso que favorece la formación de tejido nuevo. El medicamento será utilizada para tratar mujeres y hombres con formas graves de osteoporosis, incluyendo los que tienen alto riesgo de fracturas y que no han respondido bien a otras formas de tratamiento, como los medicamentos antirresortivos. Para información más detallada de estos medicamentos, así como de los medicamentos en investigación, vea el Capítulo 10.

Comportamientos saludables

Junto con una alimentación bien balanceada, la actividad física regular y los medicamentos, puede necesitar dirigir la atención a ciertos comportamientos que ha practicado durante años. Puede necesitar adaptar estos comportamientos. Por ejemplo, evitar fumar y el uso excesivo de alcohol son partes importantes de un plan de acción para la osteoporosis.

Evitar fumar. Los estudios muestran que fumar cigarrillos aumenta la velocidad de la pérdida de hueso. Las mujeres que fuman tienen menores niveles de estrógenos comparadas con las que no fuman. Las mujeres fumadoras tienden también a presentar la menopausia antes.

Tratamientos complementarios y alternativos

Al manejar el dolor o la ansiedad asociados a la osteoporosis, tal vez ha considerado tratamientos complementarios o alternativos, como la acupuntura o la meditación. Estos tratamientos se han hecho más populares a medida que la gente busca un mayor control de su propia salud.

La medicina complementaria y alternativa se define generalmente como tratamientos y prácticas de cuidados de la salud que no están ampliamente estudiados o enseñados en las escuelas de medicina, no se utilizan generalmente en los hospitales y habitualmente no son cubiertos por las compañías de seguros médicos. Muchos de estos tratamientos no son nuevos, y algunos han sido practicados durante miles de años. A menudo enfatizan un enfoque holístico que implica aspectos físicos, mentales, emocionales y espirituales de la salud. Algunos tratamientos complementarios y alternativos son compatibles con la medicina convencional, y otros no son aceptados en la práctica convencional.

Los tratamientos complementarios y alternativos incluyen biorretroinformación, imaginación guiada, humor, hipnosis, meditación, masaje, acupuntura, homeopatía y preparaciones de hierbas.

Ningún tratamiento complementario o alternativo ha sido comprobado específicamente para tratar la osteoporosis. Sin embargo, los estudios indican que la retroinformación, la meditación y las técnicas de relajación pueden ser útiles para tratar el dolor crónico que puede ocurrir en las fracturas osteoporóticas. Varios métodos para manejar el dolor crónico se discuten en el Capítulo 11.

Si tiene osteoporosis, tenga cuidado de dos formas de medicina alternativa — el tratamiento quiropráctico y el masaje. Éstos pueden

Los que fuman cigarrillos tienden a ser más delgados. Todos estos factores aumentan el riesgo de osteoporosis y pueden llevar a más fracturas que las que se producen en los que no fuman.

Evitar el uso excesivo de alcohol. Esta advertencia no significa que una copa de vino con los alimentos sea necesariamente perjudicial. Pero los estudios muestran que tomar más de niveles moderados — definidos como no más de dos bebidas al día para los hombres y una bebida al día para las mujeres — durante un periodo largo puede acelerar la pérdida de hueso y reducir la capacidad del cuerpo para absorber calcio.

causar o agravar fracturas vertebrales. Hable con el médico antes de intentar cualquier forma de manipulación vertebral.

Antes de usar cualquier tratamiento complementario o alternativo, considere estas sugerencias:

Reúna información sobre el tratamiento. Conozca el tratamiento de fuentes reputadas, como direcciones en Internet creadas por centros médicos mayores, organizaciones nacionales, universidades o agencias gubernamentales. Trate de localizar evidencias de que el tratamiento es eficaz.

Encuentre y valore a los que proporcionan el tratamiento. Verifique en las listas gubernamentales del estado las agencias que regulan la licencia de los que proporcionan los cuidados de la salud. Contacte a organizaciones profesionales para obtener nombres de practicantes certificados. Pida consejo a un profesional de la atención de la salud confiable.

Considere el costo del tratamiento. Muchos enfoques complementarios y alternativos no son cubiertos por los seguros médicos. Conozca exactamente cuánto le costará el tratamiento.

Verifique su actitud. Adopte una conducta intermedia entre la aceptación no crítica y el rechazo directo. Esté abierto a diversos tratamientos pero valórelos cuidadosamente.

Opte por un enfoque combinado. Puede preferir usar los tratamientos complementarios y alternativos para mantener una buena salud y aliviar algunos síntomas, pero siga confiando en la medicina convencional para tratar la enfermedad. Deposite más confianza en los tratamientos eficaces comprobados que en las alternativas no comprobadas. Informe al médico respecto a todos los tratamientos que usted recibe, tanto convencionales como no convencionales.

El alcohol puede afectar las hormonas que regulan los niveles de calcio del cuerpo y reducir la formación de hueso nuevo.

La gente que toma en exceso es más propensa a fracturas por el mayor riesgo de caídas. La pérdida de hueso puede complicarse con una nutrición deficiente porque los que beben excesivamente a menudo no consumen regularmente alimentos saludables. El alcoholismo crónico puede llevar a malabsorción de nutrientes críticos como calcio, magnesio y zinc. Por lo tanto, si usted toma, trate de hacerlo con moderación.

Cómo mejorar la postura

Su plan de acción puede incluir también la práctica de una buena postura, que es crucial para prevenir caídas y evitar una espalda excesivamente curva. *Postura* se refiere a la posición de las diferentes partes del cuerpo entre sí, estando de pie, sentado, acostado o caminando. La buena postura permite a la espalda seguir la curva ligera en forma de S de la columna. Aplica sólo una mínima carga a los músculos y articulaciones y le permite moverse eficientemente. Una buena postura puede ayudar a aliviar los dolores causados por los músculos, huesos y ligamentos que no están en su posición natural.

Para mucha gente, una mala postura es un hábito arraigado. La buena postura requiere práctica, especialmente si está tratando de cambiar años de malos hábitos. Saber cómo sentarse, pararse y moverse apropiadamente puede ayudarlo a evitar fracturas y limitar la curvatura exagerada de la columna resultante de fracturas por compresión. Para mayor información sobre la buena postura y los movimientos seguros, vea el Capítulo 11.

Cómo enfrentar el reto

Todos los elementos descritos en este capítulo, incluyendo alimentación, actividad física, medicamentos, comportamientos saludables y postura correcta pueden ayudarlo a mantener los huesos fuertes y evitar fracturas. Cada elemento ayuda a manejar un aspecto vital diferente de la salud. Pero ningún elemento individual es suficiente para prevenir o tratar la osteoporosis — cada uno de los componentes funciona mejor en combinación con los demás.

Combinados, estos elementos forman un arma mucho más fuerte en su lucha contra la pérdida de hueso. Por ejemplo, la investigación muestra que obtener suficiente calcio en la alimentación aumenta los efectos positivos del ejercicio y de los medicamentos sobre la densidad ósea en las mujeres posmenopáusicas.

Los capítulos siguientes proporcionan sugerencias prácticas para implementar su plan de acción y desempeñar un papel más activo en los cuidados de la salud. Esto, a su vez, lo ayudará a permanecer en control y puede ayudarlo a disfrutar una vida más activa y satisfactoria.

Capítulo 8

Alimentarse bien para tener huesos saludables

C omo cualquier tejido viviente, los huesos necesitan nutrientes para crecer y mantenerse. La mayoría de nutrientes no son producidos por el cuerpo y deben proporcionarse en los alimentos. Una falta de nutrientes en la alimentación puede llevar a detención del crecimiento, huesos más débiles y enfermedad. Expresado en términos positivos, mientras mejor sea la alimentación, más fuertes serán los huesos y menos probabilidad tendrá de desarrollar osteoporosis.

Una alimentación variada con el balance adecuado de calorías, vitaminas y minerales es el punto inicial para tener huesos saludables. Para prevenir y tratar la osteoporosis, necesita prestar atención especial a obtener suficiente calcio y vitamina D.

La mejor forma de reforzar el consumo de calcio es seleccionando alimentos ricos en calcio. Si toma leche, tiene un buen comienzo. La leche está a menudo enriquecida con vitamina D. Encontrar formas para incorporar otros alimentos ricos en calcio en la dieta es una experiencia divertida, saludable y sabrosa.

El capítulo previo habló de la alimentación en el contexto de diversos factores que necesita incorporar en el plan de acción para la osteoporosis. Este capítulo discute las bases de una buena nutrición así como las formas prácticas para aumentar el consumo de calcio — en dónde encontrarlo, cómo obtener más, recetas ricas en calcio, suplementos de calcio y más. Comer es un placer así como una necesidad; por eso, disfrute con esta parte de su plan de acción.

Una buena nutrición en síntesis

La variedad no sólo da sabor a la vida, es la base de una alimentación saludable. Ningún alimento solo proporciona todos los nutrientes que el cuerpo necesita. Consumir una variedad de alimentos asegura que obtiene las vitaminas, minerales, proteínas, carbohidratos y fibra que optimizan la nutrición, una buena salud y un peso saludable.

La planificación y preparación de alimentos no tiene que ser complicada. Un enfoque sencillo es seguir las guías nacionales de nutrición que se encuentran en las Guías de la Alimentación para los Estadounidenses, del Departamento de Agricultura de EUA. Estas guías favorecen la variedad, el equilibrio y la moderación en las selecciones de alimentos. Incorporan el juicio de profesionales de la nutrición basado en el conocimiento actual de la forma en que la alimentación influye sobre la salud y ayuda a prevenir la enfermedad. Las recomendaciones claves se resumen en la forma siguiente:

- Consuma más frutas, verduras y granos.
- Disminuya la grasa y el colesterol.
- Limite el azúcar, la sal y los aditivos de fósforo.
- Limite el consumo de alcohol y cafeína.

Consuma más frutas, verduras y granos

Seleccione una variedad de verduras, frutas y granos para la alimentación diaria. Estos alimentos son generalmente más pobres en calorías y grasa, por lo que puede tener menos preocupación respecto a la cantidad. Son ricos en fibra, vitaminas y minerales esenciales, y fitoquímicos, sustancias que pueden ayudar a proteger de diversas enfermedades, incluyendo la osteoporosis. Los estudios muestran que el consumo mayor de frutas y verduras — y el consumo menor de proteínas de carne — lleva a una mejor salud del hueso.

Trate de consumir cuatro o más raciones de verduras y tres o más raciones de frutas todos los días. Es mejor si son frescas y no procesadas. Debido a que diferentes frutas y verduras proporcionan diferentes nutrientes, la variedad es vital. Dependiendo del nivel de calorías, consuma cuatro a ocho raciones de granos — cereales, pan, arroz y pasta — todos los días. Seleccione granos enteros cuando sea posible porque contienen más nutrientes y fibra que los granos refinados. Puede estar consumiendo algunos granos enteros sin saberlo, como avena y palomitas de maíz.

¿Cuántas calorías necesita?

Las Guías de Alimentación para los Estadounidenses sugieren las siguientes cantidades de calorías diarias.

- Niños de dos a seis años, la mayoría de las mujeres, adultos de edad avanzada: aproximadamente 1,600
- Niños mayores, niñas adolescentes, mujeres activas, la mayoría de los hombres: aproximadamente 2,200
- Niños adolescentes, hombres activos: aproximadamente 2,800

  Si está tratando de bajar de peso, el objetivo de las calorías diarias para la mayoría de los hombres es generalmente de 1,400 a 1,800 y para la mayoría de las mujeres, aproximadamente 1,200 a 1,600.

Disminuya la grasa y el colesterol

Necesita grasa en la alimentación para que el cuerpo funcione adecuadamente. Pero demasiada grasa o el tipo equivocado de grasa puede tener un impacto negativo sobre la salud. Por ejemplo, la grasa saturada aumenta el riesgo de cardiopatía coronaria aumentando el colesterol en la sangre. Los alimentos animales como la carne y los productos lácteos contienen cantidades variables de grasa saturada y colesterol.

Trate de consumir un total de grasa no mayor de 30 por ciento de las calorías diarias, con 10 por ciento o menos provenientes de grasa saturada. Trate de mantener su consumo diario de colesterol en menos de 300 miligramos (mg). Los alimentos ricos en grasas saturadas incluyen los productos lácteos ricos en grasa, las carnes y los alimentos hechos con chocolate, grasa animal, grasa vegetal, aceite de palma y aceite de cacahuate. Las fuentes concentradas de colesterol incluyen yemas de huevos y carnes de órganos como el hígado.

Para la salud de los huesos — y del corazón— asegúrese que las selecciones de carne sean magras y limite la cantidad total de carne a 150 a 180 g diarios. Trate de seleccionar leche libre de grasa o de bajo contenido graso, queso de bajo contenido graso y yogur libre de grasa o de bajo contenido graso. Seleccione alimentos con grasas monosaturadas, como el aceite de oliva o el aceite de canola.

Limite el azúcar, la sal y los aditivos de fósforo

Los alimentos que contienen azúcares que se agregan durante el procesamiento proporcionan generalmente muchas calorías pero pocas vitaminas, minerales y otros nutrientes. Por estas razones, las guías de alimentación recomiendan a menudo que limite los alimentos y bebidas que contienen azúcares agregados.

En Estados Unidos, la fuente número uno de azúcar agregada en la alimentación son los refrescos. En las dos últimas décadas, el porcentaje de gente en Estados Unidos que consume refrescos aumentó 32 por ciento, y el porcentaje de los que toman leche disminuyó 18 por ciento. De acuerdo a un estudio, los niños que seleccionan regularmente refrescos en lugar de leche o jugo probablemente no cumplen con las recomendaciones diarias de nutrientes que necesitan para el crecimiento y desarrollo normal.

La mayoría de estadounidenses consumen también demasiada sal (cloruro de sodio). La cantidad diaria recomendada es de 2,400 miligramos (mg), que equivale aproximadamente a una cucharadita de sal. La mayoría de sal que usted consume se encuentra en los alimentos procesados. Los estudios muestran que los niveles elevados de sodio se asocian a presión arterial alta. Además, un consumo alto de sal aumenta la cantidad de calcio que se excreta.

El fósforo, en la forma de fosfatos, se utiliza como aditivo en muchos alimentos procesados, como *hot dogs*, pollo empanizado, papas fritas, quesos procesados y para untar, salsas de carne instantáneas, salsas, rellenos y pudines, y productos congelados empanizados. Demasiado fósforo en la alimentación puede interferir con la cantidad de calcio que se absorbe en el intestino delgado.

Para limitar el consumo de azúcar, sal y fosfatos agregados, seleccione y prepare los alimentos cuidadosamente. Verifique las etiquetas en los alimentos procesados que compra en la tienda. Pregunte respecto a los detalles del contenido de los alimentos en los establecimientos de comidas rápidas. Cuando prepare los alimentos, use hierbas, especias y frutas para dar sabor.

Limite el consumo de alcohol y cafeína

Las bebidas alcohólicas aportan calorías pero pocos nutrientes. Pueden ser perjudiciales por muchas razones cuando se consumen en exceso, y algunas personas no deberían tomar alcohol. Si toma bebidas alcohólicas, hágalo con moderación. Consumir más de una a dos bebidas al día puede acelerar la pérdida de hueso y reducir la capacidad del cuerpo para absorber calcio. Tome el alcohol con los alimentos para hacer más lenta su absorción. Las mujeres que tienen planes de quedar embarazadas o ya lo están no deben tomar alcohol.

La cafeína puede disminuir ligeramente la absorción de calcio, pero gran parte del efecto potencialmente perjudicial se debe a las bebidas cafeinadas que demasiado a menudo sustituyen a bebidas más saludables, como la leche. El consumo moderado de cafeína — unas dos o tres tazas de café al día — no perjudica si la alimentación contiene calcio en cantidad adecuada. Puede contrarrestar la pérdida de calcio por tomar café si añade una cucharada o dos de leche a cada taza.

Calcio en la alimentación

Usted sabe que el calcio es una superestrella de la nutrición cuando se trata de la salud de los huesos. Pero usted, como la mayoría de estadounidenses, puede no estar recibiendo suficiente calcio todos los días. La alimentación típica estadounidense proporciona menos de 600 mg de calcio al día, pero el consumo diario recomendado para la mayoría de adultos varía de 1,000 a 1,200 mg o más. (Ver el Capítulo 7 para los requerimientos específicos de calcio.)

La forma obvia de aumentar el consumo de calcio es incluir en las comidas alimentos ricos en calcio. La leche y otros productos lácteos, como el yogur y el queso, son las fuentes más ricas en calcio. Puede seleccionar variedades libres de grasa o de bajo contenido graso que contienen la misma cantidad de calcio que los productos más ricos en grasa. La leche está también enriquecida con vitamina D y proporciona los requerimientos diarios de este nutriente en una ración. Los productos lácteos no son los únicos alimentos ricos en calcio. Otras fuentes se enumeran en "Fuentes de calcio en alimentos" en las páginas 108 y 109.

Además, muchos alimentos tienen calcio agregado. Los productos enriquecidos con calcio incluyen cereales para el desayuno, pan, pasta, arroz, panqués y waffles, jugos, agua embotellada, bebidas de soya y productos como la margarina. Verifique la etiqueta del producto para determinar el contenido de calcio.

Es más fácil cumplir con los requerimientos de calcio con productos lácteos que con otros alimentos. Por ejemplo, un vaso de leche contiene la misma cantidad de calcio que 3 o 4 tazas de brócoli. Si no puede o no quiere consumir productos lácteos, puede tener que trabajar un poco más para asegurarse que obtiene suficiente calcio. Si tiene dificultad para digerir la leche, puede obtener el calcio necesario consumiendo productos de leche libre de lactosa y alimentos enriquecidos con calcio, o tomando un suplemento. (Ver "Intolerancia a la lactosa" en la página 114).

Cómo valorar el consumo de calcio

¿Está obteniendo suficiente calcio? Una alimentación sin productos lácteos o sin alimentos ricos en calcio proporciona generalmente 200 a 300 miligramos (mg) de calcio al día. Para calcular el consumo diario de calcio, puede suponer que obtiene aproximadamente 300 mg de esas fuentes no lácteas. Agregue 300 mg por cada ración de productos lácteos que consume, que es el equivalente aproximadamente de un vaso de leche, yogur o jugo enriquecido con calcio, o 60 g de quesos duros. Luego agregue la cantidad de los suplementos que tome.

Veamos el consumo de calcio de una mujer cuyo único producto lácteo al día es leche con el cereal pero que también toma un suplemento de calcio:

Fuentes no lácteas	300 mg
Raciones lácteas (1/2 vaso de leche)	150 mg
Un suplemento de calcio	600 mg
Total de calcio	1,050 mg

Los estudios sugieren que consumir fuentes alimenticias con calcio es mejor para usted que los suplementos de calcio, porque los alimentos contienen otros nutrientes importantes también. Por ejemplo, la leche proporciona también proteínas, vitaminas A, D y B-12, magnesio, riboflavina, potasio y zinc. El calcio de la alimentación puede reducir el riesgo de presión arterial alta y cálculos renales, pero los suplementos de calcio no tienen este efecto.

Consejos para aumentar el consumo de calcio

Ahora que conoce cuáles alimentos son ricos en calcio, trabaje para encontrar formas para hacer que estos productos sean parte de su alimentación diaria. Trate de consumir por lo menos una ración de un alimentos rico en calcio en cada comida. Tres raciones al día pueden proporcionar hasta 900 mg de calcio para sus necesidades diarias de 1,000 a 1,200 mg. Para empezar e inspirarse, considere los siguientes consejos:

- Agregue 30 g — aproximadamente una o dos rebanadas — de queso suizo a su emparedado para tener 270 mg adicionales de calcio.
- Prepare la sopa con leche de bajo contenido graso en lugar de agua. Dos tazas de sopa proporcionan por lo menos 300 mg de calcio.

- Prepare la avena con leche de bajo contenido graso en lugar de agua — 1/2 taza de leche de bajo contenido graso agregada a la avena proporciona por lo menos 150 mg de calcio. La avena enriquecida proporciona otros 160 mg.
- En lugar de la misma salsa de crema agria, que tiene mínimo calcio y mucha grasa, agregue a los vegetales y a las frutas yogur libre de grasa. La mayoría de variedades de yogur tienen por lo menos 450 mg de calcio por taza.
- ¿Le gustan los alimentos al estilo del sur? Una taza de cada uno de los siguientes tiene aproximadamente 150 a 200 mg de calcio: verduras verdes cocinadas (nabo, col, betabel o espinacas), kimbombó, guisantes y frijoles blancos. Un bizcocho con polvo de hornear tiene aproximadamente 150 mg de calcio.
- Enriquezca un *"smoothie"* sustituyendo el agua por 1/2 taza de leche o yogur de bajo contenido graso o usando 1/2 taza de jugo de naranja enriquecido con calcio en lugar de jugo normal. Esto agrega 150 a 200 mg de calcio. Puede usted también agregar en una cucharada de polvo de malta (60 mg de calcio) o melaza (170 mg de calcio).
- El tratamiento *gourmet* puede agregar calcio a los alimentos. Sirva los huevos o el pescado en una base de espinacas cocinadas a la florentina para tener unos 240 mg de calcio. O agregue 50 mg de calcio a sus verduras o pescado con tres cucharadas de almendras partidas.
- ¿Le gustan los alimentos asiáticos? Piense en la soya. Muchos alimentos de soya son una gran fuente de calcio. Éstos incluyen *edamame*, la palabra japonesa para "frijoles verdes de soya", que se encuentra frecuentemente en el supermercado con otras verduras congeladas. Una taza tiene aproximadamente 260 mg de calcio. El tofu puede usarse en lugar de carne, aves de corral o pescado salteado, con 860 mg de calcio por 1/2 taza. Haga bocadillos de nueces de soya, que son frijoles de soya desecados. Un tercio de taza tiene aproximadamente 80 mg de calcio.
- Al cocinar, recuerde no agregar leche a ingredientes calientes, porque la leche se quema fácilmente. En su lugar, agregue los ingredientes calientes gradualmente a la leche y luego lleve la mezcla a la temperatura deseada. La mayoría de recetas que contienen leche pueden cocinarse también sin quemarse en el horno de microondas o en baño María. Cuando se usan ingredientes que son ricos en ácido, evite que se cuajen agregándolos a la leche gradualmente en lugar de viceversa.

Alimentos que son fuentes de calcio

Alimentos	Cantidad	Calorías	Calcio (miligramos)
Lácteos			
Yogur natural, contenido graso reducido	1 taza	140	485
Yogur, con frutas, contenido graso reducido	1 taza	250	340-370
Leche, entera	1 taza	150	300
Leche, contenido graso reducido (2 por ciento)	1 taza	120	300
Leche, descremada	1 taza	90	300
Leche, sin grasa, en polvo	1/3 taza	90	280
Yogur, congelado, contenido graso reducido	1 taza	220	205
Pudín, con leche descremada	1/2 taza	105	150
Helado (10 por ciento de grasa)	1/2 taza	130	90
Leche helada	1/2 taza	90	90
Queso			
Ricota, parcialmente descremado	1 taza	339	669
Suizo	30 g	110	270
Cheddar	30 g	115	205
Mozzarella, parcialmente descremado	30 g	80	205
Americano, procesado	30 g	90	160
Cotagge, contenido graso reducido (con leche al 2 por ciento)	1 taza	200	150
Cottage, regular, con leche entera	1 taza	230	135
Cottage, sin grasa	1 taza	123	45
Pescados y mariscos			
Sardinas, enlatadas, con espinas	90 g (6 sardinas)	177	325
Salmón, enlatado, con espinas	90 g	120	180
Arenque, encurtido	90 g	220	65
Camarones	90 g	84	33
Fruta			
Jugo de naranja, fortificado con calcio	1 taza	105	300
Papaya	1 mediana	120	70
Naranja	1 mediana	70	60

Alimentos que son fuentes de calcio

Alimentos	Cantidad	Calorías	Calcio (miligramos)
Verduras			
Ruibarbo (dulce, cocido o congelado)	1/2 taza	140	175
Frijol de soya (cocido)	1/2 taza	125	130
Espinaca (fresca, cocida)	1/2 taza	20	120
Col rizada, hojas de mostaza	1/2 taza	25	115
Guisantes, garbanzos	1/2 taza	80	105
Nabo verde (fresco, cocido)	1/2 taza	15	100
Col (fresca, cocida)	1/2 taza	20	90
Quimbombó (fresco)	1/2 taza	25	90
Col china (hervida)	1/2 taza	10	80
Frijoles, alubias (deshidratados o cocidos	1/2 taza	105-125	60-80
Acelga (hervida)	1/2 taza	20	50
Brócoli (congelado, cocido)	1/2 taza	20	35
Brócoli (fresco, cocido)	1/2 taza	22	35
Zanahorias	1/2 taza	25	16
Otros alimentos			
Leche de soya, fortificada con calcio	1 taza	80	250
Pizza con queso	1 rebanada	280	232
Cereal, fortificado	Ver la etiqueta en la caja del cereal		200-300
Macarrones con queso	1 taza	430	200
Sopa de tomate, con leche	1 taza	160	160
Melaza oscura	1 cucharada	40	140
Almendras, tostadas en aceite	30 g (aprox. 20)	170	80
Tofu (*soybean curd*), preparado con calcio	1/2 taza	90-180	40-860
Hummus	1/2 taza	205	40
Cacahuates, tostados en aceite	30 g	165	25
Semillas de girasol	30 g	175	15
Anacardo, tostado en aceite	30 g	165	10

Menús y recetas para huesos saludables

A continuación se muestran menús desarrollados por dietistas de la Clínica Mayo que proporcionan la cantidad recomendada de calcio diario. Los menús enfatizan granos enteros, verduras, frutas y productos lácteos de contenido graso reducido. Esta variedad ayuda a proporcionar cantidades abundantes de calcio y otros nutrientes. Cada menú está basado en una dieta de 2,000 calorías, con no más de 30 por ciento de las calorías derivadas de la grasa. El sodio está limitado a menos de 2,400 mg al día. "¡Buen apetito!"

Menú 1

Desayuno

- 1 taza de hojuelas de cereales de trigo integral, agregando encima 1/2 durazno
- 2 rebanadas de pan integral tostado
- 1 cucharadita de margarina untable
- 1 vaso de leche descremada

Almuerzo

- Emparedado de pavo a la mediterránea: 30 g de pavo, 30 g de queso mozzarella parcialmente descremado, 1/2 jitomate en rebanadas y dos cucharadas de salsa de pesto en dos rebanadas de pan de trigo integral
- 1 manzana fresca
- 1 taza de verduras frescas; por ejemplo, zanahorias crudas, tallos de apio y brócoli
- 180 mL de jugo de arándano

Comida

- 120 g de salmón a la parrilla con pimienta y limón
- 1/2 taza (3 pequeñas) de papas al horno
- Espinacas con queso feta y almendras (Ver página 115)
- 1 bollo de trigo integral
- 1 cucharada de miel
- 1 taza de leche descremada

Colación (en cualquier momento)

- 30 g (1/4 taza) de *pretzels* sin sal

Análisis nutricional del menú 1

Raciones de alimento		Contenido de nutrientes por menú	
Granos/carbohidratos	9	Calorías	1,700
Frutas	3	Grasa (gramos, o g)	42
Verduras	3	Grasa saturada (g)	10
Proteínas/lácteos	6	Colesterol (mg)	115
Grasas	2	Sodio (mg)	1,500
Dulce	1	Calcio (mg)	1,300

Menú 2

Desayuno

- Omelet: un huevo, dos claras de huevo, 45 g de queso cheddar de contenido graso reducido, 1/4 taza de cebolla picada, 1/4 taza de jitomate picado
- 1 *muffin* de elote mediano
- 2 cucharaditas de mermelada de frutas
- 180 mL de jugo de naranja enriquecido con calcio
- Café descafeinado

Almuerzo

- Sopa de arroz (ver página 112)
- 12 galletas de trigo
- Rebanadas de jitomate con pepino, salpicados con eneldo
- 3/4 taza de *blueberries*
- 1 taza de yogur libre en grasa
- Té de hierbas o alguna otra bebida sin calorías

Comida

- Brochetas de pollo y verduras: marinar el pollo en jugo de piña. Ensartar las piezas de pollo, pimientos, jitomates, cereza y trozos de piña en un palillo, y asar.
- 1 taza de tallarines de huevo sin la yema con una cucharadita de aceite de oliva y salpicados con semillas de alcaravea
- Verduras verdes con trozos de naranja y vinagreta ligera
- Té verde o cualquier otra bebida sin calorías

Colación (en cualquier momento)
- 2 tazas de palomitas de maíz sin sal
- Agua carbonatada con un poco de limón

Análisis nutricional del menú 2

Raciones de alimento

Granos/carbohidratos 6
Frutas 4
Verduras 4
Proteínas/lácteos 5
Grasas 2
Dulces 1

Contenido de nutrientes por menú

Calorías 1,650
Grasa (g) 45
Grasa saturada (g) 13
Colesterol (mg) 260
Sodio (mg) 1,050
Calcio (mg) 1,160

Recetas

Sopa de arroz silvestre
Para 6 (aproximadamente 1 1/2 taza por ración)
- 1 cucharada de margarina
- 1/2 taza de cebolla rebanada
- 1 taza de apio rebanado
- 2/3 taza de champiñones rebanados
- 1/2 taza de pavo en cubitos
- 1/4 taza de harina
- 4 tazas de caldo de pollo con contenido reducido de sal
- 1/4 taza de leche en polvo descremada
- 1/2 taza de leche descremada
- 1 1/2 taza de arroz silvestre cocido
- Pimienta negra al gusto

Saltee la cebolla, apio, champiñones y pavo en margarina. Agregue harina y agite bien. Agregue caldo de pollo, leche en polvo y leche descremada, revolviendo constantemente. Agregue el arroz cocinado. Hierva suavemente. Sazone con pimienta negra. Sirva.

Análisis nutricional de la sopa de arroz silvestre

Raciones de alimento	Contenido de nutrientes por menú
Granos/carbohidratos . . .1/2	Calorías 150
Proteínas/lácteos 1 1/2	Grasa (g) 4
	Grasa saturada (g) 1
	Colesterol (mg) 9
	Sodio (mg) 200
	Calcio (mg) 80

Mousse de chocolate y ricotta

Para 6 (porciones generosas de 1/2 taza)

- 90 g de chocolate sin endulzar, derretido
- 500 g de queso ricotta
- 1 cucharadita de vainilla
- 1/3 taza de miel

Mezcle el chocolate derretido, el queso ricotta, la vainilla y la miel en una batidora o procesador de alimentos hasta que esté muy suave. Vierta la mezcla en tazas de postre y enfríe. Para servir, adorne cada ración con una fresa fresca, unas frambuesas o una rebanada de naranja o kiwi.

Análisis nutricional del mousse de chocolate y ricotta

Raciones de alimento	Contenido de nutrientes por menú
Proteínas/lácteos 2	Calorías 230
Grasas 2	Grasa (g) 8
	Grasa saturada (g) 4
	Colesterol (mg) 24
	Sodio (mg) 105
	Calcio (mg) 230

Smoothie tropical
Para 4
- 1 taza de yogur de vainilla
- 1 taza de jugo de naranja enriquecido con calcio
- 1 plátano
- 1/2 taza de piña picada no endulzada

Coloque todos los ingredientes en una batidora. Mezcle hasta que esté suave, y sirva. Para hacer un *smoothie* más espeso y frío, congele el plátano y la piña antes de batir.

Análisis nutricional del smoothie tropical

Raciones de alimento		Contenido de nutrientes por menú	
Frutas	1	Calorías	110
Proteínas/lácteos	1	Grasa (g)	trazas
		Grasa saturada (g)	trazas
		Colesterol (mg)	trazas
		Sodio (mg)	35
		Calcio (mg)	115

Intolerancia a la lactosa

¿Tiene molestias en el estómago algunas veces con la leche o el helado? Puede tener intolerancia a la lactosa — incapacidad para digerir completamente el azúcar de la leche (lactosa) y de otros productos lácteos. Los signos y síntomas de la intolerancia a la lactosa pueden incluir distensión, cólicos abdominales, gases, diarrea y náusea. Las molestias empiezan generalmente 30 minutos a dos horas después de ingerir alimentos que contienen lactosa.

Si tiene intolerancia a la lactosa, de todos modos necesita calcio. Y probablemente no necesita privarse completamente de los productos lácteos. Mucha gente con intolerancia a la lactosa puede digerir sin molestias un vaso de leche con un alimento. Y la gente que no puede tolerar la leche a menudo no tiene problemas con los quesos duros, el yogur y la leche con bajo contenido de lactosa. Si prefiere no consumir productos lácteos, puede obtener los requerimientos diarios con alimentos enriquecidos con calcio y suplementos de calcio.

Espinacas con queso feta y almendras
Para 6 raciones (porciones generosas de 1/2 taza)
• 1/4 taza de almendras partidas
• 1 cucharadita de aceite de oliva extravirgen
• 1 diente de ajo grande, picado
• 4 cebollitas o cebollas verdes con sus hojas, picadas
• 45 g de espinacas sin tallos y bien lavadas con varios cambios de agua fría
• Una pequeña cantidad de agua
• Pimienta negra recién molida
• 120 g de queso feta desmoronado, a temperatura ambiente
• Gajos de limón

Tueste las almendras partidas en una cacerola con calor medio hasta que estén ligeramente doradas y fragantes. Póngalas a un lado para enfriar. En la misma cacerola, caliente aceite, agregue ajo y las cebollitas y cocine suavemente durante 15 a 20 segundos, teniendo cuidado de no dejar que el ajo se dore. Agregue espinacas y un poco de agua. Cubra y cocine aproximadamente un minuto. Las espinacas se cocinan rápidamente. Quítelas del calor y agregue encima pimienta negra, queso feta desmoronado y almendras tostadas. Sirva inmediatamente, con guarnición de gajos de limón.

Análisis nutricional de las espinacas con queso feta y almendras

Raciones de alimento	Contenido de nutrientes por menú
Proteínas/lácteos 1	Calorías 115
Grasas 1	Grasa (g) 7
	Grasa saturada (g) 2
	Colesterol (mg) 15
	Sodio (mg) 300
	Calcio (mg) 225

Suplementos de calcio

Si no obtiene suficiente calcio en la alimentación, puede necesitar un suplemento de calcio para completar lo que falta. A menudo se recomienda un suplemento en las mujeres posmenopáusicas porque los suplementos de calcio pueden reducir la tasa de pérdida de hueso.

Tipos

Seleccionar un suplemento de calcio puede ser confuso. Se usan diferentes compuestos de calcio en los suplementos. Los diferentes compuestos contienen diferentes cantidades de lo que se conoce como calcio elemental — la cantidad de calcio real disponible para el cuerpo. Debido a que las cantidades de calcio recomendadas diariamente se proporcionan en términos de calcio elemental, necesita leer las etiquetas cuidadosamente. Agregando un cero al "valor porcentual diario" para el calcio en la etiqueta le da los miligramos de calcio elemental.

El carbonato de calcio, citrato de calcio y fosfato de calcio son los compuestos más frecuentes. Están disponibles en tabletas, cápsulas, efervescentes, dulces y tabletas masticables. Para seleccionar, considere sus propias preferencias y cuál suplemento le cae mejor.

Carbonato de calcio. Éste es el compuesto menos costoso y el más frecuentemente utilizado. El carbonato de calcio puede causar estreñimiento. Funciona mejor cuando se toma con alimentos.

Los antiácidos masticables contienen niveles elevados de carbonato de calcio. Lea las etiquetas para saber cuánto calcio elemental está obteniendo. Junto con el carbonato de calcio, hay presentaciones que contienen vitaminas D y K para ayudar a aumentar la absorción de calcio. Una nota de advertencia: si está tomando también medicamentos anticoagulantes, como warfarina, hable con el médico antes de tomar este tipo de compuestos. Debido a que la vitamina K afecta la coagulación de la sangre, la dosis de medicamento anticoagulante puede requerir ajuste.

Citrato de calcio. Este compuesto es el que se absorbe más fácilmente y no tiene que tomarse con alimentos. Es también menos concentrado que el carbonato de calcio, por lo que puede necesitar tomar por lo menos el doble de tabletas para alcanzar la cantidad recomendada.

Fosfato de calcio. Este compuesto requiere también múltiples dosis pero es el que tiene menor probabilidad de producir estreñimiento.

Contenido de calcio y vitamina D de los suplementos comunes

Producto	Calcio elemental por tableta (mg)	Vitamina D (unidades internacionales o UI)	Otros ingredientes
Carbonato de calcio			
Alka-Mints	340	0	
Caltrate 600 + D	600	200	
Caltrate 600 Plus + D	600	200	Zinc, cobre, magnesio
Caltrate 600 + Soya	600	200	25 mg de isoflavonas de soya
Centrum Silver	200	400	Multivitaminas
Mylanta gelcaps	220	0	125 mg de magnesio
Mylanta Potencia máxima	280	0	300 mg de magnesio
One-A-day Calcium Plus	500	100	50 mg de magnesio
Os-Cal 500 + D	500	200	Polvo de Concha de ostras
Os-Cal Ultra 600	600	200	Otras vitaminas y minerales
Rolaids	220	0	
Rolaids Extra Strength	270	0	
Tums	200	0	
Tums Ultra	400	0	
Viactiv	500	100	40 mg de vitamina K
Citrato de calcio			
Citracal	200	0	
Citracal + D	315	200	
GNC A-Z Calcium Citrate Plus	200	25	100 mg de magnesio
Fosfato de calcio			
Posture-D	600	125	266 mg de fósforo

Mitos sobre la leche

¿Toma leche? Para nada, dicen algunas personas. Como muchos alimentos, la leche tiene sus críticos. Expresan preocupaciones respecto a la seguridad y lo saludable de la leche y otros productos lácteos. Aquí están algunos conceptos equivocados respecto a la leche:

Lo hace engordar. Para limitar la grasa y el consumo de calorías, algunas personas descartan innecesariamente todos los productos lácteos. Pero el consumo regular de versiones con contenido graso reducido de leche, yogur y queso puede, de hecho, ayudarlo a controlar la grasa corporal. Un estudio reciente mostró que la grasa de la leche no se asocia a los efectos perjudiciales asociados generalmente con otras grasas. De hecho, la gente que tiene un consumo alto de leche tuvo menor circunferencia de la cintura y pesó menos que la que evitó los productos lácteos. Otro estudio mostró que las mujeres jóvenes que consumieron calcio de productos lácteos presentaron mayores beneficios de reducción de peso que las que usaron fuentes no lácteas o suplementos.

Debilita los huesos. La investigación científica sólida ha mostrado que la leche y los productos lácteos son buenas fuentes de nutrientes que son vitales para tener huesos fuertes. Por ejemplo, varios estudios clínicos aleatorizados y controlados — el estándar de oro de la investigación médica — que usaron productos lácteos mostraron efectos significativamente positivos sobre la salud del hueso.

Cómo obtener lo máximo de los suplementos de calcio

Cuando toma un suplemento de calcio, quiere estar seguro de que su cuerpo absorbe todo el mineral que puede. Los siguientes consejos lo ayudarán a maximizar la absorción y reducir los riesgos de los efectos secundarios desagradables, como el estreñimiento y el gas.

- Lea las etiquetas de los suplementos cuidadosamente. Diferentes suplementos de calcio tienen diferentes cantidades de calcio elemental. Por ejemplo, aunque en una etiqueta se leen 1,250 mg de carbonato de calcio, el suplemento puede de hecho contener sólo 500 mg de calcio elemental. Preste atención también al tamaño de la ración. La etiqueta puede decir que tiene 1,000 mg de calcio elemental en cada ración, pero la ración puede consistir en tres tabletas.
- Tomar una cantidad grande de calcio de una sola vez reduce el calcio que se absorbe. Puede aumentar la absorción tomando

Causa alergia. La alergia a la leche es generalmente una reacción a ciertos componentes de la leche, como a la caseína. Esta alergia es rara. Aproximadamente 1 a 3 por ciento de los niños tienen alergia a la leche de vaca, y generalmente la superan hacia los tres años de edad. En los adultos, la alergia a la leche es todavía más rara. Por otro lado, la intolerancia a la lactosa es bastante frecuente, pero la mayoría de la gente con esta intolerancia puede consumir cantidades pequeñas de leche o productos lácteos sin presentar síntomas. (Ver "Intolerancia a la lactosa" en la página 114.)

Está llena de antibióticos y hormonas. El uso de antibióticos y hormonas en los alimentos animales es controvertido. Sin embargo, incluso los críticos no han encontrado residuos en la leche. La Administración de Alimentos y Medicamentos (FDA) ha aprobado el uso de la somatotrofina bovina (bST) para favorecer la producción de leche en el ganado. Esta hormona está naturalmente en la leche y es biológicamente inactiva en humanos. Aun así, puede comprar leche de vacas que no han recibido bST — los envases están etiquetados para reflejar esto.

Mucha gente evita la leche y los productos lácteos por estos conceptos equivocados. Desafortunadamente se están privando de alimentos que pueden disfrutar y que proporcionan nutrientes importantes, especialmente calcio.

cantidades más pequeñas varias veces al día. Trate de limitar una dosis a no más de 500 mg de calcio elemental.
- Tome los suplementos de calcio con alimentos o con el estómago lleno. Esto ayuda a aumentar la absorción.
- Busque las letras USP en la etiqueta. Estas iniciales significan *U.S. Pharmacopeia*, la organización del gobierno de Estados Unidos que establece los estándares sobre qué tan bien se disuelve un suplemento. En general, prefiera los nombres de marcas con confiabilidad comprobada — que generalmente llevan la designación USP — o pida al farmacéutico que le recomiende un suplemento.
- Evite las preparaciones "naturales" de calcio que contienen concha de ostras, alimento de huesos o dolomita. Estos suplementos pueden estar contaminados con plomo, aluminio o con otras sustancias tóxicas que pueden tener efectos perjudiciales.

- Si olvida tomar el suplemento, utilice una caja para siete días para ayudarlo a saber si ha tomado la dosis.
- No tome más de 2,500 mg de calcio al día.

Efectos secundarios

Los suplementos de calcio pueden producir gases, distensión y estreñimiento en algunas personas. Para evitar estos efectos secundarios, tome por lo menos seis a ocho vasos de agua al día, haga ejercicio y asegúrese de consumir abundantes verduras, frutas y granos enteros. Si desarrolla cualquier síntoma con un tipo de suplemento de calcio, cambie a una preparación diferente. Por ejemplo, trate de cambiar de carbonato de calcio a citrato de calcio, que tiene menor probabilidad de causar estreñimiento.

Si tiene historia de cálculos renales, debe hablar con el médico antes de tomar algún suplemento de calcio. Un consumo elevado de calcio, principalmente en suplementos, puede aumentar también el riesgo de cáncer de próstata.

Capítulo 9

Cómo permanecer activo

Como el resto del cuerpo, los huesos se desarrollan con el movimiento. La actividad física aumenta la masa ósea durante la infancia, ayuda a mantener la densidad ósea cuando es adulto joven y puede ayudar a contrarrestar la pérdida de hueso al envejecer. El ejercicio ayuda también a la postura y mejora el equilibrio, que a su vez reduce el riesgo de caídas. Más allá de los beneficios sobre el hueso, la actividad física lo mantiene saludable y fuerte y puede darle más energía.

Este capítulo lo guía en el camino hacia una vida más activa. Los ejercicios descritos en las páginas siguientes están diseñados para fortalecer los huesos al mismo tiempo que minimiza el riesgo de fracturas. Independientemente de la edad o condición, la actividad física puede ser una parte sencilla y agradable de su día.

Cómo poner en práctica la teoría

Puede haber sabido siempre que el ejercicio es bueno para usted, pero en el pasado no tenía el tiempo, la energía o el equipo adecuado. Puede ser que encontró aburrido el ejercicio, o que tenía temor de lesionarse. De hecho, un alto porcentaje de la población no hace ejercicio. Por ejemplo, menos de una cuarta parte de estadounidenses son regularmente activos y más de la mitad de los que empiezan a practicar ejercicio lo abandonan en los seis meses siguientes.

Si tiene usted riesgo de osteoporosis o si ya la tiene, es todavía más importante encontrar las formas de adaptar la actividad física a la vida. Puede usted ser reacio a hacer ejercicio por la preocupación de lesiones o dolor. Pero si evita la actividad física, agrava la pérdida de hueso y pone al esqueleto en mayor riesgo. El objetivo será hacer de la actividad física una rutina diaria.

La actividad física no tiene que ser una tarea tediosa que requiere largas horas en el gimnasio, ropas sofisticadas o equipo especializado. Las tareas rutinarias pueden ser tan importantes como las sesiones formales de ejercicio. El *ejercicio* es un enfoque planeado y estructurado, a menudo medido o cronometrado, como cuando hace regularmente 15 estiramientos o camina rápidamente durante 30 minutos. La *actividad* se refiere a casi cualquier movimiento del cuerpo al realizar las tareas diarias y al vivir la vida — incluyendo el ejercicio. Pasar una parte del día arreglando la casa, yendo a compras, podando el pasto, caminando con el perro o haciendo el jardín pueden contribuir a fortalecer los huesos si se realizan regularmente.

Aunque las actividades de la vida diaria son vitales para cualquier plan de acción de la osteoporosis, las necesidades y capacidades de una persona son bastante diferente a las de otra. Este tipo de actividad requiere ser valorada individualmente por usted y el médico.

Este capítulo se enfoca en un programa simple de ejercicio para suplementar las actividades regulares de la vida diaria. Esperamos que unas cuantas reglas generales y consejos permitan casi a cualquiera, independientemente de las circunstancias específicas, establecer una rutina segura de ejercicio. Varios de los ejercicios descritos en este capítulo pueden ser atractivos para usted y puede incluirlos en la rutina, pero muchos otros ejercicios pueden ser selecciones adecuadas también.

Cómo empezar

Si está tratando de prevenir o tratar la osteoporosis, los tipos de actividades y ejercicios que usted seleccione deberán basarse en los objetivos, el estado general de salud, el grado de pérdida de hueso y lo que usted disfruta. Puede querer evitar algunos ejercicios o movimientos que le causarían más daño a los huesos. Lo que es apropiado para un individuo puede no ayudar a otro. El médico puede ayudarle a determinar qué ejercicios le harán más bien y la intensidad con que debe hacerlos.

Lo importante es participar con seguridad en *alguna* actividad en una forma regular y sostenida. Cualquier ejercicio seguro es mejor que ningún ejercicio. Y lo mejor es seleccionar ejercicios que disfrute para que pueda seguirlos haciendo a largo plazo.

A menudo se recomienda una combinación de ejercicios para ayudar a prevenir o tratar la osteoporosis. Éstos incluyen ejercicios con soporte del peso, ejercicios de resistencia y ejercicios para fortalecer la espalda.

Consulte a los especialistas

Si tiene osteoporosis, hable con el médico antes de empezar un programa de ejercicio. Por una parte, el médico puede valorar su estado general de salud y la historia médica familiar, como si usted o alguien en la familia tiene o tuvo enfermedad cardiovascular o presión arterial alta. Debe ser consciente que algunos medicamentos, especialmente tranquilizantes y los que lo ayudan a dormir, pueden afectar la forma en que el cuerpo reacciona al ejercicio. Pregunte al médico si los medicamentos pueden afectar el plan de ejercicio.

Puede querer consultar a un terapeuta físico o especialista en ejercicio respecto a las rutinas de ejercicio apropiadas, incluyendo periodos de calentamiento y enfriamiento. Un terapeuta físico puede mostrarle también la mecánica adecuada del cuerpo, los métodos seguros de estiramiento y fortalecimiento de los músculos y el uso adecuado del equipo que se utiliza. Algunos hospitales y centros de acondicionamiento físico ofrecen clases especiales de ejercicios para la gente con osteoporosis.

Valore su nivel de condición física

Aunque algunos trastornos, incluyendo la osteoporosis, pueden impedir que realice ciertas actividades, casi todos pueden participar en alguna forma de ejercicio. Es útil tener una valoración real de su nivel de condición física al planear la rutina.

Si puede fácilmente hacer todas las actividades de la vida diaria a un paso razonable sin falta de aire o mareo, sudoración o dolor en el pecho, probablemente tiene suficiente condición física para un programa de ejercicio de muestra. Pero tenga presente que otros componentes de la condición física, como la flexibilidad y la fuerza muscular son también importantes.

Los signos de falta de condición física incluyen sentirse cansado la mayor parte del tiempo, no poder mantener el paso con otros de su edad, evitar las actividades porque se cansa rápidamente, y falta de aire o fatiga después de caminar una distancia corta.

Si ha estado inactivo o en un estado debilitado, o si tiene una baja densidad ósea, no espere poder correr 5 kilómetros y levantar pesas. Y no planee trabajar dos horas diarias, 365 días al año. Empiece con periodos breves de ejercicio físico — tal vez no más de 5 a 10 minutos. Si todo va bien, empiece gradualmente a aumentar la actividad. Trate de mantener el ejercicio físico en el nivel que puede hacerlo con seguridad y cómodamente.

Establezca los objetivos

Establecer los objetivos es una buena forma de estar motivado y seguir con el programa de ejercicio. Trate de que los objetivos sean reales y alcanzables. Siempre es alentador ver o sentir algunos resultados al hacer ejercicio. Por otro lado, establecer objetivos demasiado elevados puede llevar a desilusión y fracaso.

Si tiene osteoporosis, los objetivos para estar físicamente activo pueden asociarse a:

- Aumentar la capacidad para realizar las tareas y actividades de la vida diaria
- Mantener o mejorar la postura y equilibrio
- Aliviar o disminuir el dolor
- Prevenir las caídas y fracturas
- Aumentar la sensación de bienestar general

Si tiene dolor crónico, los objetivos al practicar ejercicio pueden ser disminuir el dolor y aumentar la capacidad para moverse. Después de consultar con el médico o con el terapeuta físico, puede hacer una lista de ejercicios de estiramiento suaves que puede intentar. Tal vez el objetivo inicial sea hacer cierto número de ejercicios de estiramiento diariamente durante una semana. Al final de la semana, observe si el dolor ha disminuido y si puede moverse más fácilmente. Si es así, considere aumentar la actividad — agregando una caminata corta a su día o aumentando el número de ejercicios de estiramiento que realiza. Si no se siente mejor, hable con el médico respecto a otros posibles ejercicios.

Si el objetivo global es mejorar la postura, tal vez debe empezar con unos cuantos ejercicios de equilibrio y postura en días alternos. O puede ser que la meta sea caminar rápidamente durante 30 mintuos cuatro días por semana. Empiece con 10 a 15 minutos y aumente gradualmente.

Es importante vigilar la actividad y adaptar lo que hace para que sea mejor para usted. Puede querer mantener un registro del ejercicio para seguir su progreso.

Evite movimientos de riesgo

Si tiene densidad ósea baja o si ya tiene osteoporosis, son necesarias algunas precauciones cuando realiza ejercicio o actividades regulares. Ciertos movimientos pueden ser peligrosos por la presión que aplican sobre la columna. Puede no ser capaz de evitar estos movimientos, pero tenga precaución y asegúrese de tener una buena postura y mecánica del cuerpo al hacerlos. Preste atención a la forma en que se mueve.

Flexión hacia adelante. Evite actividades y ejercicios que impliquen flexionarse hacia adelante porque aumentan el riesgo de fracturas por compresión de las vértebras. Trate de no dejar que la columna se flexione hacia adelante al tender la cama, atar los zapatos, arrancar la mala yerba, agacharse a levantar algo del piso y otras actividades semejantes. En su lugar, mantenga la espalda recta al flexionar las rodillas para bajar el cuerpo. La flexión del torso hacia adelante es especialmente peligrosa si está cargando algo, como cuando toma una sartén pesada del horno o coloca una bolsa de comestibles en el piso.

Levantar objetos pesados. Evite levantar objetos pesados, que pueden incluir cargas de ropa para lavar, bolsas de comestibles o ejercicio con pesas. Este levantamiento aumenta la carga sobre las vértebras. Si debe levantar un objeto pesado, llévelo cerca del cuerpo. Tenga cuidado al abrir ventanas o la puerta del garaje.

Girar. Los movimientos de torsión pueden aplicar una fuerza desusual sobre la columna. Cuando está conduciendo un automóvil, use los espejos laterales para retroceder y estacionarse evitando así tener que girar para ver por la ventanilla trasera. El golf y el boliche son dos deportes comunes que implican torsión y pueden ser perjudiciales. Hable con el médico o el terapeuta físico sobre la posibilidad de participar con seguridad en estos deportes.

Alcanzar objetos por arriba de la cabeza. Alcanzar objetos por arriba de los hombros, como cuando quiere bajar algo del mueble de la cocina, no se recomienda para la gente con una postura encorvada severa (xifosis).

Actividades de alto impacto. Las actividades que implican movimientos de sacudidas, interrupciones e inicios repentinos, y

Signos de peligro durante el ejercicio

Independientemente del ejercicio que está haciendo, deténgase y busque atención inmediata si presenta alguno de estos signos de advertencia:

- Opresión en el pecho
- Falta importante de aire
- Dolor en el pecho o dolor en los brazos o mandíbula, especialmente en el lado izquierdo
- Palpitaciones
- Mareo, desmayo o náusea

desplazamientos abruptos del peso aplican demasiada carga sobre la columna y pueden llevar a caídas y lesiones de la rodilla en adultos de edad avanzada. Estas actividades incluyen trotar, correr, futbol *soccer*, deportes con raqueta, voleibol y basquetbol.

¡Hágalo!

Un gran reto que mucha gente enfrenta es encontrar la motivación para mantenerse en un programa de ejercicio. Haga un firme compromiso de permanecer activo. Esto no significa que no puede tener reveses y ocasionalmente la necesidad de tomar descansos. La clave es seguir incluso después de fallas ocasionales. Al empezar, considere estos consejos:

- Empiece lentamente. No pase a un programa intenso de ejercicio inmediatamente si no ha estado activo regularmente. En su lugar, concéntrese en pequeñas cantidades de actividad y aumente gradualmente a ejercicio más intenso.
- Programe el ejercicio en el día como lo haría para algo importante o un evento social. No sea rígido respecto al horario si no lo quiere seguir. Si está cansado o no se siente bien, tome un día libre o dos.
- Tome su paso. Si no puede conversar mientras practica ejercicio, probablemente está trabajando demasiado fuerte.
- Escuche a su cuerpo. Puede sentir cierto dolor muscular y molestias cuando empieza a hacer ejercicio, pero no debe ser doloroso ni debe durar más de 24 a 48 horas. Si persiste el dolor, puede estar trabajando demasiado fuerte y necesita disminuirlo.

Ejercicios para la osteoporosis

Con frecuencia se recomiendan tres tipos de ejercicio para la gente con osteoporosis: ejercicios de fortalecimiento de la espalda, ejercicios con soporte del peso y ejercicios de resistencia. Haciendo un poco de cada uno en un programa estructurado puede ayudarlo a mantener los huesos fuertes y una buena postura. Recuerde que el ejercicio físico no tiene que ser extenuante o de alto impacto para ser eficaz.

Calentamiento y enfriamiento

Es importante dejar tiempo para calentarse antes del ejercicio y enfriarse después. El calentamiento aumenta gradualmente la frecuencia cardiaca y afloja los músculos, lo que reduce el riesgo de lesiones.

Para calentarse, camine lentamente, luego aumente el paso gradualmente. O empiece una actividad, como ciclismo o natación, a un paso más lento de lo que está acostumbrado hasta que se sienta listo.

Termine cada sesión de ejercicio caminando lentamente o continuando la actividad más lentamente. Es también un buen tiempo para estirar los músculos que utilizó durante el ejercicio.

Ejercicio con soporte del peso

Los ejercicios con soporte del peso no tienen nada que ver con el equipo de levantamiento de pesas. Se hacen sobre los pies con los huesos de la parte inferior del cuerpo soportando su propio peso. Estas actividades ayudan a hacer más lenta la pérdida de minerales de los huesos de las piernas, caderas y columna inferior.

Muchos adultos jóvenes acumulan masa ósea a través de su participación en actividades de alto impacto, que aplican mayores cargas sobre los huesos. Las actividades de alto impacto incluyen trotar, futbol *soccer*, basquetbol, voleibol, deportes con raqueta, gimnasia, baile y patinaje artístico.

Los adultos de edad avanzada o la gente con densidad ósea baja deben tomar precauciones contra demasiado impacto y evitar actividades que implican un alto riesgo de caídas. Las actividades de bajo impacto, como caminar, aplican menos carga sobre los huesos más frágiles. Alguien con una condición más frágil puede optar por ejercicios asistidos — a diferencia de los ejercicios con soporte del peso. Los ejercicios asistidos incluyen natación, ejercicios en el piso o bicicleta estacionaria.

Actividades de bajo impacto con soporte del peso

Cualquiera de las siguientes actividades serían generalmente una selección segura y vigorizante para alguien que tiene osteoporosis:

- Caminar
- Caminar en la banda sin fin
- Usar equipo que imita esquiar a campo traviesa
- Usar un aparato que simula escalones
- Hacer aeróbicos en el agua
- Caminar dentro del agua
- Ejercicios aeróbicos de bajo impacto
- Ciclismo
- Trabajo ligero en el jardín

Fuente: *National Osteoporosis Foundation*, 2000

Recuerde que el soporte del peso es estar sobre los pies. Lo más importante es seleccionar ejercicios que disfrute. Debido a que caminar mejora el equilibrio y coordinación, es también uno de los mejores ejercicios para reducir el riesgo de caídas. No olvide los periodos de calentamiento y enfriamiento.

Camine rápidamente alrededor de la cuadra con un vecino o camine en una banda sin fin mientras ve televisión. Si no acostumbra caminar como forma de ejercicio regular, puede todavía obtener los beneficios con caminatas cortas siempre que sea posible. Haga que las caminatas sean más divertidas con un amigo o su cónyuge. En los días de mal tiempo, considere caminar en el interior, en un centro comercial o en un club de salud.

Beneficios aeróbicos. Los ejercicios con soporte de peso proporcionan también beneficios aeróbicos. Las actividades aeróbicas aumentan la frecuencia respiratoria y cardiaca, lo que mejora la salud del corazón, pulmones y sistema circulatorio. Esto le proporciona más energía y resistencia, lo que hace más fácil hacer lo que necesita, sea limpiar la casa o subir las gradas para el juego de basquetbol de su nieta.

Incluso si el médico le aconseja evitar los ejercicios con soporte de peso, puede todavía obtener los beneficios aeróbicos de los ejercicios de bajo impacto o sin impacto, como natación, ejercicios en el agua y bicicleta estacionaria.

Caminar: un ejercicio ideal

Caminar se considera un ejercicio seguro, simple y sin costo, que causa mínimas sacudidas a los huesos. No requiere equipo especial, lecciones, otros participantes o costos de membresía. Para muchos adultos de edad avanzada y los que tienen osteoporosis, caminar se ha convertido en un pilar de la actividad.

Un programa de caminata no debería ser demasiado fácil ni demasiado difícil. Al empezar, camine una corta distancia a una velocidad confortable. Luego aumente gradualmente la distancia pero no la velocidad. Al sentirse en mejor condición física, puede empezar un programa formal de caminata. Este requiere una velocidad alrededor de 5 a 8 km/h. Un programa de caminata debe practicarse por lo menos en días alternos para aumentar tanto flexibilidad como resistencia.

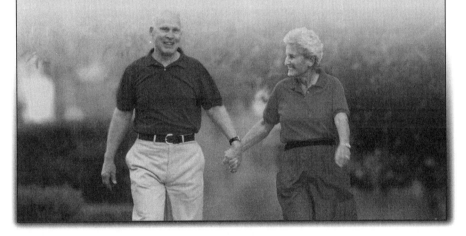

Ejercicios de resistencia

Mientras que el ejercicio con soporte del peso usa la gravedad para fortalecer los huesos de la parte inferior del cuerpo, los ejercicios de resistencia aplican peso — o resistencia — a músculos específicos para fortalecerlos. Los músculos fuertes le permiten pararse recto y moverse con seguridad, y lo ayudan a evitar caídas. Las actividades que aumentan la fuerza muscular trabajan también directamente en el hueso para hacer más lenta la pérdida de minerales.

Para crear resistencia, los músculos deben empujar o jalar contra una fuerza que se opone. Una forma frecuente de hacer ejercicios de resistencia es levantar pesas, sea con pesas libres o con aparatos de pesas. Por esta razón, los ejercicios de resistencia son llamados algunas veces levantamiento de pesas, entrenamiento de pesas o entrenamiento de fuerza. Pero trastornos como la osteoporosis hacen difícil, si no imposible, levantar pesas pesadas . Otros métodos más suaves de entrenamiento de resistencia incluyen ejercicios isométricos, bandas de resistencia y sesiones en el agua.

¿Por qué necesita ejercicios de resistencia? Al avanzar la edad las fibras musculares disminuyen en número y tamaño. En algún momento después de los 30 años de edad, la masa muscular empieza a disminuir aproximadamente 1 por ciento cada año. Esto significa que usted podría ser 40 por ciento más débil a los 70 años que cuando tenía 30. Perder masa muscular no sólo debilita la fuerza sino que también afecta el equilibrio y coordinación. Los ejercicios de resistencia pueden hacer más lenta o incluso revertir la disminución de la masa muscular y de la densidad ósea relacionadas con la edad, ayudar a prevenir fracturas por compresión y la postura encorvada, y reducir el riesgo de caídas.

Si tiene osteoporosis, necesita ayuda para diseñar un programa de entrenamiento de resistencia que incluya técnicas apropiadas para levantar y que sea apropiado para su grado de pérdida ósea. Consulte al médico, a un especialista en rehabilitación (fisiatra), a un fisioterapeuta registrado o a un entrenador deportivo certificado para determinar qué tipo de ejercicios de resistencia sería mejor para usted.

Entrenamiento de pesas. Con supervisión apropiada, muchos adultos de edad avanzada, incluyendo los que tienen osteoporosis, pueden participar en levantamiento de pesas. Pero necesita hablar primero con el médico. Él puede prescribir ejercicios basados en la densidad ósea y el nivel de condición física. Las pesas deben ser ligeras. Y necesita prestar atención estricta a la técnica adecuada para evitar aplicar demasiada carga a la columna.

El ejercicio con pesas libres es una gran forma de aumentar la masa muscular porque puede simular los movimientos que usted hace en la vida real, como cargar cajas o levantar una bolsa de comestibles. Empiece con pesas de 1/2 a 1 kg — y no más de 2.5 kg. Debe ser capaz de levantar el peso cómodamente por lo menos ocho veces. Una serie de 10 levantamientos puede incrementar los músculos eficazmente.

Las pesas libres y los aparatos de pesas pueden encontrarse en la mayoría de gimnasios y clubes de salud y en algunas escuelas. A menudo disponen de instructores que lo ayudan. Puede hacer sus propias pesas llenando calcetines viejos con frijoles o centavos, o llenando parcialmente un frasco de dos litros con agua o arena. Se pueden también comprar pesas usadas por poca cantidad en algunas tiendas de equipo atlético. A menudo se encuentran en los anuncios de ocasión de los periódicos.

Ejercicios isométricos. Estos ejercicios implican tensar los músculos al mismo tiempo que se mantienen posiciones estacionarias. Cuando empuja el brazo contra una pared, por ejemplo, hay aumento de la tensión en los músculos aunque el brazo no se está moviendo. El propio cuerpo crea la resistencia.

Los ejercicios isométricos son especialmente útiles para la gente que se está recuperando de lesiones que limitan el margen de movimiento. Pero no haga ejercicios isométricos si tiene presión arterial alta o enfermedad cardiaca porque la presión arterial puede aumentar significativamente durante las contracciones musculares.

Bandas de resistencia. Las bandas elásticas grandes o de látex —parecen como ligas grandes— proporcionan resistencia cuando las tracciona. Estas bandas de ejercicio están hechas con diferentes grados de resistencia para igualar el nivel de condición física. Consulte al médico o a un especialista en ejercicio para seleccionar un nivel apropiado de resistencia. Alguien que tiene osteoporosis debe empezar con bandas de baja resistencia. Las bandas de resistencia pueden usarse fácilmente en casa o llevarlas en la maleta cuando viaja. Algunas bandas tienen mangos o un ancla para que puedan ser fijadas a una puerta.

Sesiones en el agua. El agua ofrece resistencia cuando empuja contra ella. Simplemente caminar en el agua con la postura correcta fortalece los músculos abdominales. Puede practicar también movimientos del cuerpo superior e inferior como sentadillas y flexiones en el agua. Para una sesión más intensa, use pesas de mano y botas con pesas, que pueden añadirse a la resistencia natural del agua.

Muchas organizaciones, incluyendo la YMCA y la YWCA, los clubes de salud y los hospitales, ofrecen esta clase de ejercicios en el agua. Busque un instructor certificado en reanimación cardiopulmonar (RCP) y entrenado en instrucción de seguridad en el agua. Asegúrese de informar al instructor si tiene algún trastorno especial como osteoporosis o una enfermedad cardiaca que pudiera afectar su programa.

Varios ejercicios de resistencia se muestran en las páginas 134 y 135, pero muchos otros pueden ser apropiados. Hable con el médico para asegurarse que los ejercicios que selecciona son apropiados para usted.

Muévase lentamente al hacer estos ejercicios. Inhale antes de levantar o hacer el esfuerzo, y exhale al levantar. Repita cada ejercicio 10 veces, si es posible.

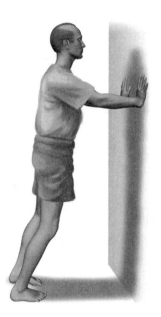
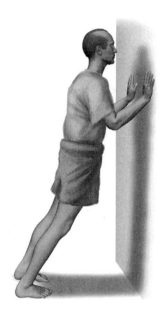

Flexiones contra la pared. Párese frente a la pared lo suficientemente lejos para que pueda colocar las palmas sobre la pared con los codos ligeramente flexionados. Manteniendo los talones en el piso, doble lentamente los codos e inclínese hacia la pared, soportando el peso con los brazos. Trate de mantener la espalda recta. Enderece los brazos y regrese a una posición vertical.

Sentarse apoyando los brazos. Siéntese en una silla que tenga brazos. Empuje el cuerpo hacia arriba de la silla usando los brazos únicamente. Mantenga esta posición 10 segundos. Relájese y repítalo.

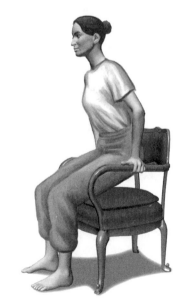

Estiramiento y flexibilidad

Los ejercicios de estiramiento ayudan a aumentar la flexibilidad, otro componente clave de la condición física. La flexibilidad es la capacidad de mover una parte del cuerpo, como una pierna o un brazo, en diferentes direcciones alrededor de una articulación, como la rodilla o el codo. Tener un margen de movimiento máximo alrededor de una articulación ayuda a prevenir lesiones musculares.

Los ejercicios específicos que realiza pueden depender de la condición física y los objetivos que ha establecido. Por ejemplo, para la gente con densidad ósea baja, pueden ser útiles los ejercicios de fortalecimiento de la espalda descritos en este capítulo.

Los ejercicios de estiramiento pueden practicarse todos los días, a menudo en combinación con ejercicio con soporte de peso. El tiempo ideal para el estiramiento es cuando los músculos han entrado en calor — después que ha hecho ejercicio 8 a 10 minutos. Forzar los músculos a estirarse sin calentamiento aumenta el riesgo de distensión muscular.

Los ejercicios de estiramiento deben ser suaves y lentos. Hágalos hasta que sienta una ligera tensión en el músculo. Relájese y respire profundamente mientras se estira. Mantenga el estiramiento por lo menos 30 segundos. Se necesita tiempo para que los músculos se alarguen con seguridad.

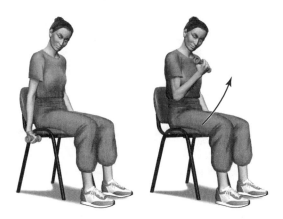

Flexiones del bíceps. Sentado en una silla, empiece con los brazos a los lados. Doble un brazo en el codo, levantando un peso de 1/2 a 1 kg hacia el hombro sin mover el hombro o brazo. Bájelo lentamente. Repítalo con el otro brazo.

Ejercicios de fortalecimiento de la espalda

Fortalecer los músculos de la espalda puede ayudar a tratar la osteoporosis manteniendo o mejorando la postura. La postura encorvada que resulta de fracturas por compresión puede aumentar la presión a lo largo de la columna, llevando a más fracturas por compresión. Una forma de prevenir que esto suceda es practicar una buena postura.

Los ejercicios que arquean suavemente la espalda pueden fortalecer los músculos y minimizar la carga sobre los huesos. Recuerde evitar ejercicios que redondean la espalda porque estas actividades pueden aumentar la presión sobre la columna.

Abajo se describen algunos ejercicios de fortalecimiento de la espalda, pero puede escoger entre muchos otros ejercicios. Haga este tipo de ejercicios una o dos veces al día. Al principio trate de hacer por lo menos tres repeticiones de cada ejercicio, pero no haga más de 10. Agregue nuevos ejercicios o más repeticiones únicamente cuando el conjunto original de ejercicios se vuelve fácil por lo menos durante tres días. Ninguno de los ejercicios debe causar dolor en ninguna forma mientras los hace o malestar (o dolorimiento) que dure más de un día.

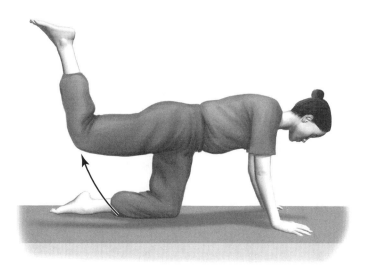

Extensiones de la parte baja de la espalda. Estando sobre las manos y las rodillas, levante una pierna hasta la cadera, manteniendo la rodilla flexionada y sin cambiar la posición del tronco. Mantenga esta posición durante 5 segundos. Repita el ejercicio con la otra pierna.

Extensiones de la parte alta de la espalda. Siéntese un poco adelante en una silla con el mentón recogido y relaje los hombros. Con los codos doblados y los brazos hacia atrás, trate de juntar las escápulas al enderezar la parte alta de la espalda. Inhale profundamente mientras dirige suavemente los brazos hacia atrás. Mientras exhala regrese a la posición inicial.

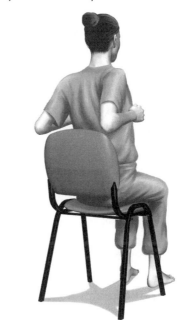

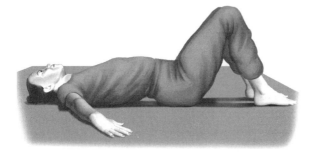

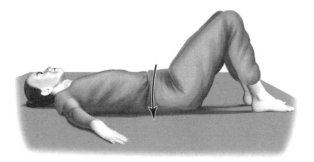

Inclinaciones pélvicas. Acuéstese en el piso sobre la espalda con las rodillas dobladas y los pies planos sobre el piso. Apriete los músculos abdominales mientras lleva la pelvis hacia abajo, aplanando la parte baja de la espalda contra la superficie. Evite usar los músculos de las piernas y glúteos. Mantenga esta posición durante cinco segundos, luego relájese.

¿Cuánto ejercicio debe hacer?

Incluso si ha pensado cuáles ejercicios va a hacer, puede tener otras preguntas. ¿Qué tan a menudo debe hacer ejercicio (frecuencia)? ¿Qué tan fuerte debe ser (intensidad)? ¿Cuánto debe durar una sesión de ejercicio (duración)? El médico o el terapeuta físico pueden ayudarle a contestar estas preguntas. Recuerde que es mejor empezar en un nivel cómodo y, cuando esté listo, aumentar gradualmente el ejercicio. Si toma un descanso de varios días, empiece de nuevo gradualmente, haciendo menos de lo que hacía en la última sesión de ejercicio. Aquí están algunos consejos.

Frecuencia

Para recibir el máximo beneficio del ejercicio sobre la salud, intente hacer ejercicios con soporte de peso y de fortalecimiento de la espalda la mayoría de los días de la semana. Incluya ejercicios de resistencia dos o tres veces por semana.

Intensidad

Para los ejercicios con soporte del peso, empiece a un paso que pueda continuar 5 a 10 minutos sin causar fatiga. Como regla general, si no puede llevar una conversación mientras hace ejercicio, probablemente es demasiado fuerte.

Para la mayoría de la gente, los ejercicios de resistencia deben hacerse aproximadamente al 80 por ciento de su máxima fuerza muscular. No se exceda en el ejercicio. Esto generalmente significa levantar el mismo peso 8 a 10 veces. En general, para promover la fuerza del hueso, la intensidad de las actividades — qué tan fuerte trabaja — debe aumentar con el tiempo.

Duración

Al principio, trate de acumular por lo menos 30 minutos de ejercicio con soporte de peso al día. Esto no tiene que hacerse de una sola vez. Más bien, es la cantidad total de actividad que realiza en el curso de un día, incluyendo las tareas de rutina.

Después de un periodo aproximado de seis meses — durante el cual ha adquirido condición física y ha aumentado gradualmente la actividad — una rutina diaria de ejercicio podría incluir un periodo de calentamiento de 5 minutos, 30 minutos de ejercicios con soporte del peso y 5 a 10 minutos para enfriamiento y estiramiento. Los ejercicios de fortalecimiento de la espalda pueden llevar 10 a 15 minutos. Dos o tres veces por semana incluya 10 a 20 minutos de ejercicios de resistencia. Toda esta actividad puede dividirse en sesiones más pequeñas y distribuirse durante el día.

Cómo permanecer en el juego

Para alguien que tiene riesgo de osteoporosis o que ya la tiene, la actividad y el ejercicio desempeñan una parte importante para prevenir o manejar el trastorno. Independientemente del ejercicio que realice, lo importante es seguir y hacer un hábito regular.

La clave es la actitud. Si parece que no puede seguir con un programa de ejercicio, probablemente está faltando un ingrediente crucial — diversión. Si el ejercicio es pesado, no lo hará mucho tiempo. Haga que el ejercicio sea parte de las actividades y pasatiempos que usted disfruta. Sea activo con amigos y familiares o seleccione una actividad que siempre quiso intentar.

Aquí están otras formas para seguir motivado:

- Si es un principiante, establezca los objetivos en un plan de ejercicio de seis meses. La gente que se apega a un nuevo comportamiento durante seis meses generalmente tiene éxito a largo plazo — el ejercicio se vuelve un hábito.
- Seleccione ejercicios que se ajusten a su personalidad, salud física y estilo de vida. ¿Le gusta hacer ejercicio solo o con un grupo? ¿Le gusta practicar ejercicio en el exterior o en el interior?
- Únase a una clase con gente de edad y condición física similar. El apoyo de los compañeros puede ayudarlo a seguir.
- Encuentre un compañero para el ejercicio. Practicar ejercicio con un compañero es una forma de permanecer motivado. Aliente a sus amigos y familiares a ser activos con usted.
- Agregue variedad a la rutina de ejercicio para prevenir el aburrimiento. Por ejemplo, alterne caminar y montar en bicicleta con natación o una clase de ejercicios aeróbicos de bajo impacto. En los días en que el clima es agradable, haga los ejercicios de fortalecimiento de la espalda fuera de la casa.
- Sea flexible. Si viaja o está especialmente ocupado algún día, está bien adaptarse o acortar el programa de ejercicios para acomodar sus actividades.
- Lleve un registro del progreso. Mantener un registro ayuda a trabajar hacia los objetivos y le recuerda qué tanto ha progresado.

- Recompénsese a usted mismo cuando logre algo importante en el plan de ejercicio. Programe algo especial que siempre ha querido hacer. Asista a un concierto o evento social, reúnase con un amigo o vaya a su restaurante favorito.
- Olvide las fallas. Todos fallan en algún momento. Ésa no es excusa para dejarlo. Recuérdese a usted mismo que es sólo un revés temporal, y siga adelante.

Estar físicamente activo regularmente es uno de los regalos más valiosos que pueda hacerse a usted mismo. El ejercicio puede ser tan simple como caminar alrededor de la cuadra o unos cuantos ejercicios de estiramiento mientras escucha música. Ser más activo y tener una alimentación saludable son formas de cuidar la salud y ayudar a manejar trastornos como la osteoporosis.

Capítulo 10

Cómo tomar medicamentos

Obtener suficiente calcio y vitamina D en su alimentación y estar físicamente activo son componentes claves de cualquier plan de acción para la osteoporosis. Pero estas medidas solas no pueden contrarrestar completamente la pérdida de hueso debida a la edad y a la menopausia en adultos de edad avanzada. En forma similar, estas medidas no son suficientes para tratar la osteoporosis una vez que tiene el trastorno. Por lo tanto, además de la dieta y el ejercicio, a menudo se prescriben medicamentos para ayudar a disminuir la pérdida de hueso y reducir el riesgo de fracturas.

El médico puede prescribir un medicamento para prevenir o tratar la osteoporosis en estas situaciones:

- Si tiene densidad ósea baja, si es posmenopáusica o si tiene otros factores de riesgo de osteoporosis.
- Si le han diagnosticado osteoporosis.
- Si presenta pérdida de hueso continuada o una fractura aun cuando tiene un consumo adecuado de calcio y vitamina D en su alimentación y se mantiene físicamente activo.

En el pasado, los estrógenos eran el tratamiento de elección para la osteoporosis. Ahora la decisión de usar estrógenos es más compleja, en vista de los hallazgos acerca de los riesgos de su uso a largo plazo de un estudio reciente. Sin embargo, para uso a corto plazo, los estrógenos son eficaces y todavía se prescriben para manejar los cambios de la menopausia, incluyendo la pérdida de hueso relacionada con la edad.

Otros medicamentos con menos efectos adversos que los estrógenos son opciones eficaces para la prevención y tratamiento de la osteoporosis. Éstos incluyen una clase de medicamentos conocidos como bifosfonatos así como raloxifeno, calcitonina y un nuevo medicamento derivado de la hormona paratiroidea. La Administración de Alimentos y Medicamentos (FDA) ha aprobado todos estos medicamentos. Varios medicamentos utilizados ahora para trastornos diferentes a la osteoporosis, incluyendo el ácido zoledrónico, el pamidronato y los diuréticos tiazídicos, pueden también probar que son útiles para fortalecer los huesos. Estos medicamentos están todavía en investigación y no han sido aprobados por la FDA para el tratamiento de la osteoporosis.

Estrógenos y terapia hormonal de reemplazo

Por muchos años los estrógenos se consideraron la mejor forma de prevenir la pérdida de hueso en las mujeres, aunque los efectos de su uso a largo plazo no se estudiaron. Los estrógenos se prescribieron también para aliviar los síntomas de la menopausia, como bochornos, problemas emocionales y cambios del estado de ánimo, trastornos del sueño y cambios vaginales y de la vejiga.

La menopausia ocurre generalmente alrededor de los 50 años de edad. Durante la menopausia los ovarios producen significativamente menos estrógenos y progesterona, las dos hormonas sexuales femeninas principales. Después de la menopausia la producción de hormonas sexuales disminuye a una fracción de lo que era antes. Debido al papel clave de los estrógenos para favorecer la salud ósea, durante estos primeros años después de la menopausia, la densidad ósea tiende a disminuir a una velocidad rápida.

La terapia hormonal de reemplazo (THR) suplementa los estrógenos naturales que el cuerpo había producido en mayor cantidad antes de la menopausia. En las mujeres en quienes no se ha practicado histerectomía, se prescribe un progestágeno junto con los estrógenos. Un progestágeno es uno de varios medicamentos sintéticos que imitan los efectos de la progesterona. Esta combinación es necesaria porque los estrógenos solos aumentan el riesgo de cáncer uterino en las mujeres. Los progestágenos protegen al útero de este problema. Las mujeres en quienes se ha practicado histerectomía pueden tomar los estrógenos solos.

La terapia hormonal de reemplazo duplica aproximadamente la cantidad de estrógenos en el cuerpo después de la menopausia. Incluso así, el nivel de estrógenos no se acerca a los niveles premenopáusicos. Junto con el alivio de los síntomas de la menopausia, la THR disminuye eficazmente la degradación de hueso y puede resultar en un aumento de 5 a 6 por ciento de densidad ósea de las vértebras lumbares en uno a tres años de uso. Los estudios muestran que la THR puede también ayudar a prevenir fracturas de la cadera, columna y otros sitios del esqueleto.

Se ha calculado que, a mediados de la década de 1990, 35 a 40 por ciento de las mujeres posmenopáusicas en Estados Unidos usaban la THR. Muchas de estas mujeres descontinuaron la THR en el año siguiente por diversas razones. Otras continuaron el tratamiento, algunas veces hasta los setenta años de edad, porque tomándolo se sentían mejor. El número de las mujeres que usan la THR ha sufrido una reducción reciente e importante por la nueva información respecto a los efectos del tratamiento con estrógenos.

Riesgo del uso a largo plazo

Los hallazgos del estudio de la Iniciativa de Salud de las Mujeres (WHI por sus siglas en inglés), organizada por los Institutos Nacionales de Salud de EUA, ha planteado serias preocupaciones respecto al uso de la THR a largo plazo. Uno de los estudios de WHI fue terminado prematuramente en julio de 2002 por los riesgos, porque las participantes en el estudio que recibían Prempro, una tableta con la combinación de estrógenos y progestágenos, excedieron los límites de riesgo previamente aceptados.

El estudio involucró 16,000 mujeres entre 50 y 79 años de edad. Aproximadamente la mitad de las participantes recibió Prempro y la otra mitad recibió un placebo. El promedio de tiempo en que estas mujeres participaron en el estudio fue de cinco años aproximadamente. Los riesgos aumentados en las mujeres que recibieron Prempro incluyeron cáncer de mama, accidente vascular cerebral, ataque cardiaco y coágulos de sangre importantes (ver "Resultados del estudio de la Iniciativa de Salud de las Mujeres, en la página 142). Los hallazgos del estudio apoyaron, sin embargo, los beneficios de la THR sobre el hueso en este tiempo — las participantes que recibieron Prempro tuvieron una reducción del riesgo de fracturas totales y de fracturas de la cadera.

Este estudio de WHI no valoró la THR tomada en otras dosis o en forma de un parche, anillo o crema vaginal — cada uno de ellas podría tener sus propios riesgos y beneficios. Además, el estudio encontró sólo modestos beneficios de los estrógenos para tratar los síntomas menopáusicos. Otro estudio de WHI que valora el efecto de los

Resultados del estudio de la Iniciativa de Salud de las Mujeres

En 2002, los Institutos Nacionales de Salud terminaron prematuramente una parte del estudio de la Iniciativa de Salud de las Mujeres debido a los serios riesgos para la salud que se encontraron en las mujeres que recibieron terapia hormonal de reemplazo (THR). Además de los riesgos, se observaron importantes beneficios asociados a la THR, incluyendo menos fracturas.

Riesgo de tomar Prempro
Ocurrencia anual por 10,000 mujeres

	Sin Prempro	Con Prempro
Cáncer de mama	30	38
Accidente vascular cerebral	21	29
Ataque cardiaco	23	30
Cóagulos de sangre importantes	16	34

Beneficios de tomar Prempro
Ocurrencia anual por 10,000 mujeres

	Sin Prempro	Con Prempro
Cáncer colorrectal	16	10
Total de fracturas	19.1	14.7
Fracturas de la cadera	15	10

estrógenos solos en forma de tableta, se está llevando a cabo porque los riesgos no han excedido los límites aceptados.

¿Cuáles son las implicaciones?

Basados en los hallazgos del estudio de WHI, se esperarían 30 casos de cáncer de mama invasivos cada año entre 10,000 mujeres que no tomaran Prempro. En comparación, se esperarían 38 casos de cáncer de mama invasivo en una población del mismo tamaño que tomara Prempro. Los riesgos de accidente vascular cerebral, ataque cardiaco y coágulos de sangre también mostraron un notable aumento. Estos hallazgos han motivado una reevaluación importante de lo que había sido comúnmente aceptado como elección del tratamiento para muchas mujeres de edad avanzada. Al mismo tiempo, las cifras no significan que está destinada a tener cáncer de mama o un accidente vascular cerebral sólo porque ha recibido o está recibiendo actualmente THR.

En las mujeres que se acercan a la menopausia o que están pasando por la menopausia, la decisión de tomar THR ha sido mucho más difícil. Es cierto que la terapia estrogénica es todavía el tratamiento más eficaz de los bochornos y otros síntomas de la menopausia. El uso a corto plazo puede ser apropiado y parece tener poco riesgo. Este tratamiento protege al esqueleto al mismo tiempo. Los tratamientos alternos de los síntomas menopáusicos incluyen algunos cambios del estilo de vida, selecciones en la alimentación y prescripción de medicamentos no hormonales como venlafaxina y gabapentina. Discuta las diversas opciones con el médico.

¿Qué hay respecto a usar THR para prevenir o tratar la osteoporosis únicamente? El uso a largo plazo (por lo menos cinco años o más) tiene los riesgos mencionados del estudio de WHI. Y la investigación indica que los efectos beneficiosos del tratamiento a corto plazo no son permanentes. La pérdida de hueso se reanuda tan pronto como se descontinúa la THR. Actualmente se dispone de otros medicamentos que pueden ser igualmente eficaces para la salud ósea pero sin los riesgos de los estrógenos.

¿Y qué pasa si ha estado recibiendo THR durante varios años? Puede preguntarse cuándo y cómo debe suspenderla. Finalmente los estudios actuales y futuros aclararán los efectos totales de la terapia estrogénica sobre el cuerpo humano, pero hasta que se disponga de respuestas definitivas, la estrategia de tratamiento debe ser el resultado de una decisión cuidadosa e informada entre usted y el médico. Esta decisión puede ponderar sus preocupaciones de salud con los riesgos y beneficios conocidos de la THR. Los aspectos que probablemente usted considerará incluyen su historia personal y familiar de enfermedades como cáncer de mama o una historia de coágulos de sangre, las razones por las que recibe hormonas, los objetivos de salud y los síntomas que está tratando de eliminar. Podría también considerar otros enfoques que pueden probar que son igualmente eficaces que los estrógenos.

Si elige dejar de tomar hormonas, el médico puede recomendar reducir gradualmente la dosis de la THR en varias semanas para minimizar los bochornos que puede presentar después de descontinuar el medicamento. Debido a que la pérdida de hueso se reanuda en los siguientes seis meses a la suspensión de la THR, puede ser conveniente empezar otra forma de prevención de la osteoporosis poco después. Hable con el médico respecto a otras formas de manejar el riesgo de osteoporosis, como la dieta, el ejercicio y otros medicamentos.

Bifosfonatos

Los bifosfonatos son medicamentos antirresortivos, que significa que funcionan reduciendo la resorción ósea — la degradación del tejido óseo. Los medicamentos modifican la acción de los osteoclastos (las células que excavan el hueso) sobre la superficie del hueso y detienen sus funciones. Al hacer esto, los bifosfonatos hacen más lenta la pérdida de hueso y aumentan el contenido mineral de los huesos, teniendo como resultado un esqueleto más fuerte.

Esta clase de medicamentos incluyen el alendronato y el risedronato, ambos frecuentemente utilizados en Estados Unidos. Generalmente aumentan la densidad ósea de la columna lumbar 8 a 10 por ciento después de tres años de tratamiento, disminuyen el riesgo de nuevas fracturas de la columna 50 a 60 por ciento y disminuyen el riesgo de fracturas no vertebrales 50 por ciento. Estos medicamentos se prescriben a menudo para las mujeres posmenopáusicas, y con frecuencia son la primera elección de tratamiento para los hombres con osteoporosis. El alendronato y el risedronato están aprobados también para la prevención y tratamiento de la osteoporosis inducida por esteroides.

Aunque la eficacia y seguridad a largo plazo de estos medicamentos no se han estudiado, se han utilizado más de dos décadas sin aparentes efectos adversos. El médico puede valorar la seguridad y eficacia del tratamiento anualmente. Algunos expertos recomiendan que los bifosfonatos se usen aproximadamente cuatro años, pero hay buenas evidencias de que el alendronato y el risedronato son seguros y eficaces hasta durante siete años.

Otros bifosfonatos que están siendo estudiados para posible uso a largo plazo incluyen el ácido zoledrónico y el pamidronato. Actualmente ambos medicamentos se usan para tratar los niveles elevados de calcio en la sangre (hipercalcemia) que pueden ocurrir con ciertos tipos de cáncer. Aunque no han sido aprobados por la FDA para la osteoporosis, algunas veces son usados por las personas que no pueden tolerar los otros bifosfonatos. Los resultados de los estudios clínicos son alentadores.

Un estudio reciente de 351 mujeres posmenopáusicas mostró que las participantes que recibieron ácido zoledrónico en diferentes dosis aumentaron la densidad ósea de la columna lumbar 5 por ciento más que las mujeres que recibieron placebo. Estudios más pequeños han indicado que el pamidronato es también eficaz.

Cómo tomar bifosfonatos. El alendronato y el risedronato pueden tomarse en tabletas una vez al día o, en una dosis mayor, una vez por semana. Tomar el medicamento una vez por semana es igualmente eficaz que tomarlo diariamente y es más cómodo para la mayoría de la gente. Una dosis una vez por semana puede tener también menos efectos secundarios.

Estos bifosfonatos son difíciles de digerir por algunas personas y pueden ser pesados para el aparato digestivo. Si se toman con alimento, los medicamentos pueden unirse a ciertos compuestos del alimento y salir del tracto digestivo sin absorberse. Por esta razón, los bifosfonatos se toman con el estómago vacío. Para minimizar los efectos secundarios, el médico recomienda que tome la tableta temprano en la mañana con un vaso lleno (180 a 240 mL) de agua. Después de tomar la tableta, debe permanecer en posición erecta — sentado, parado o caminando — durante 30 minutos para asegurar una absorción adecuada antes de comer, beber (nada excepto agua) o ingerir otros medicamentos, incluyendo suplementos de calcio.

El ácido zoledrónico y el pamidronato se administran en infusión intravenosa una vez al año. Debido a que estos medicamentos entran directamente a la sangre a través de la inyección, sólo se requieren dosis pequeñas para hacer más lenta la degradación ósea. Estos medicamentos detienen eficazmente la pérdida de hueso hasta durante 12 meses después de su administración.

Efectos secundarios. Los efectos secundarios de los bifosfonatos son generalmente leves. Tomar alendronato o risedronato puede producir problemas gastrointestinales como agruras, indigestión, náusea, diarrea y dolor al deglutir. Estos efectos pueden disminuirse siguiendo cuidadosamente las instrucciones para tomar el medicamento. Los efectos secundarios del ácido zoledrónico incluyen dolores, febrícula, dolor óseo e inflamación de los ojos.

Teriparatide

La hormona paratiroidea (PTH) es producida por las glándulas paratiroides, que se localizan detrás de la glándula tiroides en la base del cuello. La PTH desempeña un papel crítico en el ciclo de remodelación ósea y en el mantenimiento del equilibrio de calcio en la sangre. Esta hormona puede aumentar el nivel de calcio en la sangre por varios mecanismos. Aumenta la cantidad de calcio que se absorbe en los intestinos, libera calcio almacenado en los huesos y disminuye la cantidad de calcio excretado por los riñones. Aunque cantidades grandes de PTH pueden causar pérdida de hueso, dosis pequeñas de la hormona pueden fortalecer los huesos.

El teriparatide deriva de la PTH. Es llamado un agente anabólico porque forma hueso nuevo. Funciona estimulando los osteoblastos y, al hacerlo, aumenta la formación de hueso. Todos los demás medicamentos actualmente aprobados para tratar la osteoporosis son antirresortivos, los que funcionan disminuyendo la degradación de hueso.

Los investigadores, estudiando 1,637 mujeres posmenopáusicas que tenían osteoporosis y una historia de fracturas de la columna, encontraron que las inyecciones diarias de teriparatide, junto con suplementos de calcio y vitamina D, aumentaron la densidad ósea de la columna 9 a 13 por ciento sobre el grupo control que recibió un placebo con suplementos. El medicamento disminuyó también el riesgo de fracturas en otros huesos 35 a 54 por ciento.

Una advertencia que acompaña al medicamento le notifica de los estudios de laboratorio en ratas que desarrollaron tumores óseos malignos después de recibir dosis de teriparatide mucho mayores que las dosis que se administran a los humanos. La FDA continúa monitorizando estos estudios. A pesar de esta advertencia, el teriparatide parece ser seguro y la probabilidad de un resultado similar en humanos parece improbable.

El teriparatide se autoadministra diariamente en inyección en el muslo o en el abdomen. Viene en un dispositivo desechable que parece como un bolígrafo grueso. El dispositivo contiene 28 dosis — suficientes para un mes — antes de reemplazarse. El teriparatide puede utilizarse para tratar mujeres y hombres con formas graves de osteoporosis, incluyendo los que tienen riesgo alto de fracturas o que no han respondido bien a otras formas de tratamiento, como los medicamentos antirresortivos.

La duración óptima del tratamiento con teriparatide no se ha establecido. Debido a que la eficacia y seguridad a largo plazo del medicamento no se conocen, la FDA recomienda que el tratamiento no debe continuar más de dos años. El teriparatide es muy costoso en comparación con otros medicamentos para tratar la osteoporosis. Al final del tratamiento con este agente anabólico se puede prescribir un medicamento antirresortivo para mantener las ganancias de masa ósea.

Raloxifeno

El raloxifeno pertenece a una clase de medicamentos llamados moduladores selectivos de los receptores de estrógenos (SERM, por sus siglas en inglés). Los SERM son llamados algunas veces estrógenos diseñados porque su estructura química ha sido manipulada, o diseñada en un laboratorio. Estos compuestos sintéticos imitan algunos de los efectos benéficos de los estrógenos, evitando algunos, pero no todos sus efectos adversos.

Los SERM funcionan activando o inhibiendo los receptores de estrógenos en los tejidos que los poseen, como los huesos y el tejido mamario. Esto significa que algunas veces el medicamento actúa como estrógeno, y otras veces bloquea los efectos de los estrógenos. Por ejemplo, el raloxifeno se une a los receptores de estrógenos en las células óseas, lo que puede causar un aumento de densidad ósea en forma muy semejante a los estrógenos. Pero cuando el raloxifeno interactúa con los receptores de estrógenos en el tejido mamario, el medicamento bloquea la acción de los estrógenos. Esto puede disminuir el riesgo de cáncer de mama, como lo han sugerido los hallazgos de un estudio que examinaba los efectos del raloxifeno sobre el hueso.

El raloxifeno disminuye la pérdida de hueso en un grado similar a los estrógenos. En las mujeres posmenopáusicas con osteoporosis que fueron estudiadas por tres años, el tratamiento diario con raloxifeno disminuyó el riesgo de fracturas vertebrales 36 por ciento. Sin embargo, el tratamiento no ha probado que disminuyan significativamente otros tipos de fracturas, como en la cadera o en la muñeca. Otros estudios han mostrado que el raloxifeno produce aumentos pequeños de la masa ósea de la columna, cadera y todo el cuerpo.

El raloxifeno se desarrolló inicialmente como tratamiento del cáncer de mama y es similar al tamoxifeno, otro SERM. Cuando los investigadores descubrieron que el raloxifeno tenía un efecto positivo sobre la densidad ósea, su enfoque cambió a tratamiento para la osteoporosis. El raloxifeno parece tener el beneficio adicional de disminuir el riesgo de cáncer de mama sin aumentar el riesgo de cáncer del útero.

Cómo tomar raloxifeno. El raloxifeno está disponible en tabletas de 60 miligramos. Usted toma una tableta diaria, de preferencia a la misma hora del día. Puede tomarse con o sin alimentos.

Efectos secundarios. Los calambres musculares en las piernas y los bochornos son los efectos secundarios más frecuentemente informados. Otros posibles problemas incluyen edema de las piernas y un síndrome semejante a influenza.

Como los estrógenos, el raloxifeno aumenta el riesgo de coágulos de sangre aproximadamente tres veces, pero el riesgo de una mujer individual es muy bajo. Por ejemplo, aproximadamente en 155 mujeres tratadas con raloxifeno durante tres años, se diagnosticaría un caso de coágulo de sangre. Sin embargo, el médico puede recomendar que evite este medicamento si tiene historia de coágulos de sangre o riesgo de desarrollarlos.

Calcitonina

La calcitonina es una hormona producida en la glándula tiroides. Puede ayudar a regular la cantidad de calcio que circula en la sangre. Durante el embarazo y la lactancia, la cantidad de calcitonina liberada por la tiroides aumenta considerablemente, lo que puede ayudar a proteger el esqueleto de una mujer a medida que sus requerimientos de calcio aumentan.

Una forma sintética de calcitonina está aprobada por la FDA para tratar, pero no para prevenir, la osteoporosis posmenopáusica. Como los bifosfonatos y el raloxifeno, la calcitonina es un medicamento antirresortivo que funciona disminuyendo la degradación de hueso. La calcitonina viene en dos formas, una versión inyectable y otra en nebulización nasal. La nebulización nasal es la forma más frecuentemente utilizada.

La calcitonina es más segura pero menos efectiva que otros medicamentos para la osteoporosis. Por esta razón, se considera a menudo una de las últimas opciones de tratamiento después de los bifosfonatos, el teriparatide y el raloxifeno. La calcitonina puede hacer más lenta la pérdida de hueso y aumentar la densidad ósea modestamente, y se ha encontrado que reduce el riesgo de fracturas vertebrales en 36 por ciento. El medicamento no disminuye el riesgo de fracturas de la cadera. La calcitonina puede aliviar también el dolor óseo en personas con fracturas vertebrales osteoporóticas, especialmente en las primeras semanas de la fractura.

La calcitonina se utiliza generalmente para tratar mujeres con alto riesgo de fractura que no pueden tomar bifosfonatos o raloxifeno. Se utiliza también para tratar hombres que no pueden tolerar los bifosfonatos.

Cómo tomar calcitonina. La forma inyectable debe aplicarse diariamente. El método es similar a inyectar insulina para la diabetes.

Medicamentos para hombres con osteoporosis

Hasta ahora, sólo dos medicamentos — alendronato y hormona paratiroidea — han sido aprobados por la Administración de Alimentos y Medicamentos (FDA) para el tratamiento de la osteoporosis en hombres. Junto con el alendronato, el risedronato está aprobado para tratar la osteoporosis que ocurre en hombres y mujeres por el uso a largo plazo de esteroides como prednisona o cortisona.

Para ayudar a los hombres con osteoporosis, los médicos pueden prescribir también los siguientes:

- **Testosterona.** La terapia de reemplazo con testosterona se utiliza únicamente para hombres que tienen osteoporosis causada por niveles bajos de testosterona. Si se administra cuando los niveles de testosterona son normales no aumenta la densidad ósea.
- **Calcitonina.** Este medicamento disminuye o detiene la pérdida de hueso y puede aliviar el dolor de las fracturas vertebrales. Se utiliza algunas veces para tratar a hombres (y mujeres) que tienen alto riesgo de fracturas pero que no pueden tolerar bifosfonatos como el alendronato. Los efectos de la calcitonina en los hombres no han sido estudiados, pero la evidencia sugiere que pueden funcionar igual en los hombres que en las mujeres.

Ciertos medicamentos utilizados para tratar la osteoporosis en las mujeres no deben usarse en hombres:

- **Estrógenos.** En los hombres esta hormona puede causar cóagulos de sangre, crecimiento mamario y disminución del impulso sexual.
- **Raloxifeno.** Este medicamento está aprobado únicamente para mujeres con osteoporosis. Se requiere más investigación antes que este medicamento semejante a estrógenos se utilice en hombres.

Todos los hombres necesitan estar al pendiente de recibir suficiente calcio y vitamina D. Los hombres menores de 65 años necesitan aproximadamente 1,000 mg de calcio al día, y los hombres de 65 años o más deben consumir por lo menos 1,500 mg. Ver "Cómo valorar el consumo de calcio" en el Capítulo 8 para saber cuánto está consumiendo actualmente en su alimentación.

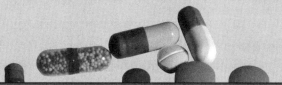

El médico puede ayudarlo a aprender la técnica adecuada para administrar esta inyección. La nebulización nasal consiste en una aplicación en una narina diariamente, alternando las narinas. Puede recibir la calcitonina con o sin alimento.

Refrigere la nebulización nasal hasta abrirla, y entonces guárdela a temperatura ambiente y cubierta.

Efectos secundarios. Con la forma inyectable de calcitonina, los efectos secundarios son más frecuentes y molestos, presentándose aproximadamente en 20 por ciento de las personas que usan esta forma del medicamento. Los efectos secundarios incluyen náusea, vómito, irritación en el sitio de inyección y rubor en la cara y manos.

El único efecto secundario grave de la nebulización nasal es irritación o molestias nasales, que ocurren aproximadamente en 12 por ciento de las personas que reciben el medicamento.

Medicamentos en investigación

La investigación sigue estudiando varios tratamientos experimentales que pueden prevenir la degradación de hueso o estimular la formación de hueso nuevo. Los investigadores están buscando medicamentos que sean eficaces, fáciles de administrar y de bajo costo y que tengan pocos efectos secundarios.

Diuréticos tiazídicos

Los diuréticos tiazídicos se utilizan principalmente para disminuir la presión arterial reduciendo el volumen de agua en el cuerpo. Pero varios estudios han mostrado que los diuréticos tiazídicos pueden aumentar también la densidad ósea. Esto puede ocurrir porque los diuréticos disminuyen la cantidad de calcio que excretan los riñones en la orina. Debido a que menos calcio sale del cuerpo, más calcio puede estar disponible para almacenarse en los huesos.

Las tiazidas pueden ser útiles para prevenir la osteoporosis, pero no se utilizan únicamente con este propósito. En personas con presión arterial alta, las tiazidas pueden ser una buena elección de tratamiento porque pueden ayudar a preservar la densidad ósea al mismo tiempo que disminuyen la presión arterial.

Fluoruro de sodio

El fluoruro de sodio se utiliza con frecuencia en los dientes de los niños para ayudar a prevenir caries. Durante años el mineral se ha utilizado experimentalmente para tratar la osteoporosis. El fluoruro de sodio estimula la formación de hueso y aumenta la densidad ósea. Sin embargo, el hueso nuevo que se forma es anormal y menos flexible que el hueso normal. Y el flúor no ha mostrado que disminuya el riesgo de fracturas — puede incluso aumentar el riesgo de fracturas de la cadera. Actualmente el flúor no se recomienda para tratar la osteoporosis, aunque se están estudiando formas de liberación lenta de flúor para ver si pueden ser más efectivas y con menos riesgo para el esqueleto.

Análogos de la vitamina D

La vitamina D sufre varias conversiones al ser procesada en el cuerpo. Cada conversión produce un nuevo compuesto que es esencial para que ocurra la siguiente conversión. Estas diversas formas (análogos) de vitamina D están siendo estudiadas como posibles tratamientos de la osteoporosis. El alfacalcidol y el calcitriol son compuestos de vitamina D utilizados en otros países para tratar la osteoporosis. Estos medicamentos aumentan la densidad ósea de la columna, pero su efecto sobre las fracturas se desconoce.

Hormona de crecimiento y factores de crecimiento

La hormona de crecimiento (somatotrofina) es producida por la glándula hipófisis en el cerebro. La hormona desempeña un papel importante para estimular el crecimiento óseo durante la infancia y adolescencia. También afecta la remodelación de hueso en adultos, pero no es claro si la hormona del crecimiento puede usarse para prevenir o tratar la pérdida de hueso.

Los factores de crecimiento son proteínas que favorecen el crecimiento del esqueleto, ayudan a reparar los tejidos del cuerpo y estimulan la producción de células sanguíneas. Los estudios de laboratorio indican que forman hueso, pero todavía no han sido investigados en estudios clínicos.

Ipriflavona

La ipriflavona es un compuesto sintético que pertenece a una clase de sustancias llamadas isoflavonas, un tipo de fitoestrógeno. Los fitoestrógenos son estrógenos que se encuentran en alimentos de origen vegetal como los frijoles de soya. Aunque la investigación preliminar indica que la ipriflavona puede prevenir la pérdida de hueso, su efecto es modesto, y el medicamento no parece prevenir fracturas en mujeres con osteoporosis.

Cómo valorar las opciones

En las últimas dos décadas, nuevos medicamentos para la osteoporosis han ayudado a transformar lo que era un trastorno insidioso e impredecible en un trastorno tratable, similar al efecto que los nuevos medicamentos han tenido sobre la presión arterial alta. Los nuevos medicamentos son prometedores no sólo para detener la degradación de hueso sino también para promover el crecimiento óseo, cambiando la pérdida neta de hueso en ganancia de hueso. Usted y el médico tienen ahora una variedad de opciones para escoger el medicamento más eficaz que se adapte a sus necesidades individuales.

Cualquiera que sea su curso de tratamiento, para recibir el beneficio completo de su plan de acción, es esencial que tome estos medicamentos como los prescribe el médico. Es importante también permanecer activo y mantener un consumo adecuado de calcio y vitamina D en su alimentación. Esto maximizará la eficacia de los medicamentos.

Capítulo 11

Cómo vivir con osteoporosis

La osteoporosis puede considerarse como una enfermedad del hueso, pero su impacto se extiende mucho más allá del esqueleto. Mucha gente con osteoporosis aprende a vivir con su trastorno mientras desarrolla las actividades de la vida diaria. Pero para otras, especialmente las que se han fracturado un hueso, la osteoporosis puede tener consecuencias físicas, emocionales y sociales tremendas.

Si tiene osteoporosis, el trabajo y las tareas de la casa pueden ser más difíciles y puede requerir ayuda de otros. Puede estar sujeto crónicamente a dolor y fatiga. Puede presentar estrés, ansiedad, temor, aislamiento, depresión y pérdida de autoestima. Sus relaciones sociales pueden ser más difíciles de mantener. Puede no ser tan independiente y activo como era antes.

Enfrentar cualquier enfermedad crónica requiere paciencia, perseverancia y autoaceptación. No tiene por qué caer en la desesperación o evitar las rutinas normales. Puede mantener la calidad de vida incluso si tiene fracturas o dolor debido a la osteoporosis.

Este capítulo presenta estrategias que lo ayudan a enfrentar algunos de los aspectos físicos, emocionales y sociales de la osteoporosis. Enfrentarla puede requerir un esfuerzo de equipo que involucra familiares y amigos, el médico y otros profesionales de la salud. Sobre todo requiere compromiso para mejorar la salud y mantener una perspectiva positiva.

Practique una buena postura

Si vive con osteoporosis, vive con mayor riesgo de lesionarse por movimientos que implican girar, levantar, cargar o flexionarse. Pero ser cuidadoso no significa que deje de ser activo.

Puede tomar medidas para aumentar la seguridad y protegerse de fracturas y caídas. Aprender a sentarse, pararse y desplazarse usando una buena postura y la mecánica del cuerpo hace más fácil funcionar en la rutina de la vida diaria. Una mala postura aumenta la carga sobre los músculos y huesos, produce fatiga y lo hace más propenso a lesiones. Los hábitos arraigados de mala postura pueden complicar un trastorno como la osteoporosis. Durante el día, incluyendo cuando practica ejercicio, trate de mantener una buena postura. Asegurándose que se está moviendo con seguridad, puede llevar a cabo muchas de las tareas que está dispuesto a hacer.

Enderécese

Empiece por saber lo que *no* debe hacer. Si tiene osteoporosis, incluso las cargas y la presión ligera pueden causar una fractura. Es importante evitar flexionarse hacia adelante, especialmente durante actividades que implican levantar o alcanzar algo. Evite también el exceso de torsión de la columna. Aquí están algunos consejos que pueden ayudarlo a mejorar la postura:

- Piense en estar erguido al pararse. Mantenga los músculos del estómago tensos.
- Párese con el peso en ambos pies.
- Use zapatos cómodos sin tacones altos.
- Cuando esté de pie en un lugar, ponga un pie en un banco o el barrote de la silla y cambie de pie periódicamente.
- No lleve en el hombro una bolsa que pese más de 1 kg.
- Siéntese en una silla con respaldo recto y la espalda apoyada.
- Cuando esté sentado, el asiento de la silla debe ser lo suficientemente alto para que los muslos descansen horizontalmente en el asiento y los pies estén planos sobre el piso.
- Cuando esté sentado por largos periodos, eleve ocasionalmente las piernas colocando los pies en un banco. También cambie de posición para desplazar el peso. Si es posible, levántese y camine un poco cada media hora más o menos.
- Cuando esté sentado en asientos blandos, use una toalla enrollada o una almohada para soportar la parte baja de la espalda.

¿Se para erguido?

Una forma de corregir la postura estando de pie es con la prueba de la pared. Párese con la parte posterior de la cabeza, las escápulas y los glúteos contra una pared, y los talones 5 a 10 cm de la pared.

Verifique la curvatura de la parte baja de la espalda colocando la mano detrás de la parte baja de la espalda. Debe poder poner la mano ajustadamente entre la parte baja de la espalda y la pared. Si puede acomodar más del espesor de la mano entre la parte baja de la espalda y la pared, ajuste la pelvis para disminuir el espacio. Si tiene dificultad para colocar la mano entre la parte baja de la espalda y la pared, aumente el espacio para tener una buena postura.

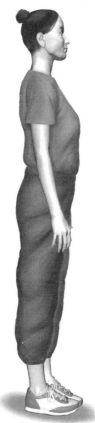

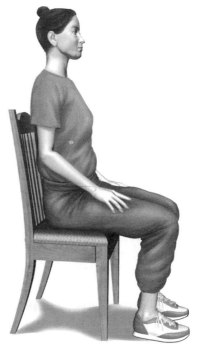

Buena postura sentado: columna y cabeza erectas, espalda y piernas formando un ángulo de 90 grados, manteniendo las curvas naturales de la espalda.

Buena postura de pie: la cabeza erecta con el mentón recogido, el pecho erguido (salido), hombros relajados, caderas alineadas, rodillas rectas, pero no trabadas, pies paralelos.

Al toser y estornudar.
La fuerza de la tos o del estornudo puede hacer que se sacuda súbitamente hacia adelante, lo que puede producir una fractura por compresión. Para evitar esta lesión, desarrolle el hábito de colocar la mano detrás de la espalda o sobre el muslo como apoyo.

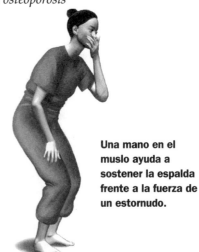

Una mano en el muslo ayuda a sostener la espalda frente a la fuerza de un estornudo.

Posiciones para dormir.

Evite agravar la espalda y mantener la curvatura de la columna normal cuando duerme o está acostado.

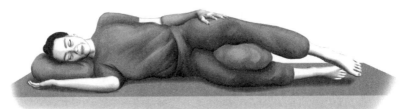

Duerma de lado, con los muslos ligeramente flexionados. Coloque una almohada entre las piernas.

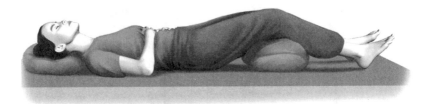

Si duerme boca arriba, apoye las rodillas y el cuello sobre almohadas.

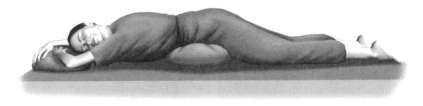

Duerma boca abajo solamente si coloca una almohada en el abdomen.

Use los movimientos apropiados.

Siempre trate de tener una buena postura y mecánica del cuerpo durante las actividades de la vida diaria. Busque formas nuevas y más eficientes para realizarlas. No necesariamente tiene que hacer las cosas porque "ésa es la forma en que siempre las he hecho". Evite movimientos como alcanzar, agacharse, girar o usar movimientos cortos que pueden ser peligrosos para alguien que tiene osteoporosis. Aquí están algunos consejos para llevar a cabo las tareas frecuentes en una forma segura:

Levantar. Levantar objetos, incluso ligeros, aplica carga sobre la columna. Para levantar adecuadamente, mantenga los pies separados a una distancia aproximadamente igual a la distancia entre los hombros y mantenga la curvatura normal de la columna. Coloque un pie adelante, y baje el cuerpo flexionando las caderas y las rodillas hasta apoyar una rodilla, manteniendo el peso del cuerpo sobre las plantas de los pies.

- Asegúrese que está cerca del objeto que va a levantar. Si el objeto es pesado, levántelo primero a la rodilla flexionada.
- Sujetando el objeto, levántese del piso usando los músculos de las piernas. Inhale suavemente cuando se está levantando. No aguante la respiración.
- Lleve los objetos cerca del cuerpo aproximadamente a nivel de la cintura. Si es posible, coloque los antebrazos debajo del objeto. Voltee girando sobre los pies. No tuerza la cintura.

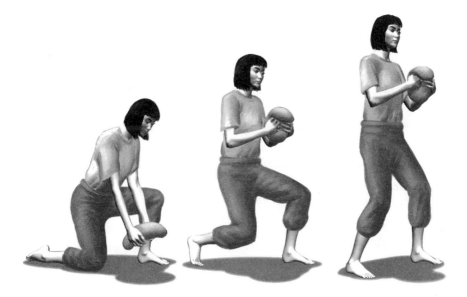

Empujar y jalar. Para mover objetos, trate de minimizar la carga que aplica sobre la columna. Si es posible, empuje en lugar de jalar.

- Flexione las rodillas para que los brazos estén al nivel del objeto. No se incline hacia adelante doblando la cintura.
- Mantenga la curvatura normal de la columna y camine hacia adelante o hacia atrás, usando el peso del cuerpo para empujar o jalar el objeto.

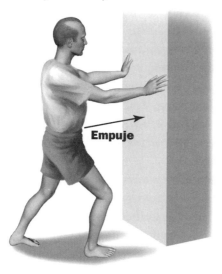
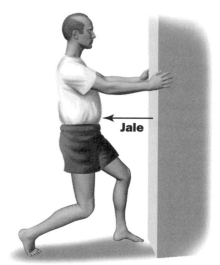

Cómo usar instrumentos con mangos largos. Los movimientos como barrer, aspirar y rastrillar pueden aplicar una carga indebida sobre la columna.

- Párese con un pie adelante. Use un movimiento de balanceo para desplazar el peso del cuerpo hacia el pie de adelante. Para volver atrás, cambie el peso al pie de atrás.
- Use movimientos de los brazos y piernas en lugar de movimientos de la espalda.
- Evite alcanzar objetos demasiado lejos, giros y movimientos agitados. Use movimientos largos y suaves.

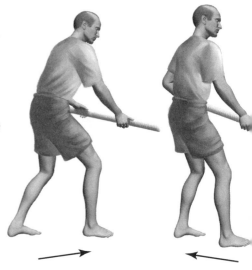

Consejos de seguridad para las actividades de la vida diaria

- Si está barriendo, use un recogedor de mango largo.
- Use ruedas debajo de los muebles para moverlos más fácilmente.
- Una aspiradora recta requiere que se agache menos. Las aspiradoras autoimpulsadas son más fáciles de usar.
- Para trapear, llene el balde a la mitad y bájelo al piso usando ambas manos. Termine de llenar el balde con un recipiente más pequeño. Después de trapear, vacíe el balde a la mitad usando el recipiente, luego levante el balde y tire el agua en el fregadero.
- Cuando cambie la ropa de cama, evite usar sábanas ajustadas a menos que tenga una cama sencilla o un colchón ligero. Puede acomodar las esquinas de una sábana plana usando una mano abierta. Si debe levantar el colchón, pida ayuda.
- Lleve una canasta para la ropa a lavar que esté llena sólo la mitad o use una canasta sobre ruedas. Asegúrese que puede ver el piso al caminar con la canasta, especialmente cuando está en las escaleras.
- Use una tabla de planchar a la altura adecuada. Tenga un perchero cerca para colgar lo que ha planchado. Y cuando ordene la ropa, hágalo en una mesa para que no tenga que agacharse.
- Conduzca el automóvil hasta donde se recogen los bultos de los comestibles o haga que los entreguen en su casa. Nunca intente cargarlos usted, incluso si parecen ligeros.

Fomente la salud emocional

Tener osteoporosis puede remover un amplio rango de emociones. Y mientras más severo es el trastorno, más intensas son las emociones. Cuando le informan por primera vez que tiene la enfermedad, puede sentir conmoción, incredulidad o enojo. Si tiene un hueso fracturado, puede sentirse inútil. La ansiedad y depresión son también respuestas frecuentes.

Las emociones negativas son una reacción natural y comprensible a una enfermedad crónica. Estas emociones no tienen que llevarse lo mejor de usted. Para mucha gente el primer paso es admitir que los sentimientos negativos existen. Esto puede ser difícil en una cultura que alaba tan frecuentemente al optimista y critica al que se queja.

Temor y ansiedad

"¿Qué pasa si me fracturo un hueso?". Éste es uno de los temores más frecuentes de la gente con osteoporosis. Puede preocuparse de que una fractura resulte en la pérdida de su independencia y requiera depender de otros. Puede usted sentir ansiedad si no puede vivir de acuerdo a sus propias expectativas y a las de los demás; por ejemplo, si el trastorno limita la capacidad para cocinar, limpiar y cuidarse a usted mismo.

El temor de una fractura lleva a menudo a una persona a limitar sus actividades. Esto puede iniciar un ciclo vicioso: Un estilo de vida más sedentario lleva a disminución de la condición física, haciéndolo más susceptible a las caídas, lo que a su vez lo hace más renuente a ser activo. La falta de actividad puede llevar también a apatía, aislamiento y depresión.

Depresión

Los estudios indican que hasta 50 por ciento de la gente con una enfermedad crónica tiene también depresión. Teniendo osteoporosis, tiene mayor probabilidad de desarrollar depresión si no es capaz de llevar a cabo las actividades de la vida diaria o si presenta dolor por las fracturas. La ansiedad, la actividad disminuida y los cambios en la apariencia física pueden también contribuir a la depresión.

La depresión puede manifestarse en diversas formas que no siempre puede reconocer:

- Dificultad para dormir
- Cambios en el apetito
- Pérdida del interés o placer en la mayoría de actividades
- Irritabilidad y cambios del estado de ánimo
- Inquietud
- Sentimientos de desesperación, inutilidad o culpa
- Fatiga extrema o pérdida de energía
- Disminución de la concentración, atención y memoria

Si piensa que puede estar deprimido, hable con el médico, un profesional de salud mental, como un psiquiatra o un psicólogo, o una trabajadora social. Es importante obtener tratamiento porque la depresión no tratada puede aumentar el riesgo de otros problemas de salud. Con el tratamiento, la mayoría de la gente que tiene depresión muestra mejoría, a menudo en unas semanas. El tratamiento puede incluir medicamentos, psicoterapia o ambos.

Enojo

Es natural el enojo cuando está confrontando una enfermedad, dolor o incapacidad crónicos. Pero no es saludable seguir enojado, reprimir los sentimientos o expresarlos en arrebatos explosivos.

El enojo mal manejado, sea de corto plazo e intenso o prolongado y sutil, puede producir dolor de cabeza, dolor de espalda, presión arterial alta y otros problemas de salud. El enojo aumenta también la tensión muscular, haciendo difícil relajarse. El objetivo no es abolir el enojo sino encontrar formas más saludables de manejar la emoción.

Cómo controlar el estrés

Nadie es inmune al estrés, pero un trastorno crónico como la osteoporosis puede incrementar el nivel de estrés. Algunas veces simplemente conocer las causas puede hacer más fácil manejar el estrés. Trate de obtener un equilibrio saludable de las actividades diarias — el tiempo para el trabajo, la actividad física, las relaciones sociales, la relajación y el reposo. Estas tácticas para aliviar el estrés pueden ayudar:

Planee el día. Un plan puede ayudarlo a sentirse más en control de la vida. Puede empezar levantándose de la cama 15 minutos antes para hacer más fácil el apresuramiento de la mañana. Mantenga un horario escrito de las actividades diarias para que no tenga conflictos o el pánico del último minuto para llegar a una cita.

Planee antes de actuar. Antes de empezar una actividad, reúna todas las cosas que necesita. Por ejemplo, guarde los instrumentos de limpieza en un balde para evitar múltiples subidas y bajadas de las escaleras. O haga una lista de las cosas que necesita antes de ir de compras, para evitar un segundo viaje.

Guarde las cosas que utiliza frecuentemente en lugares accesibles. Organice el lugar donde vive y el lugar donde trabaja para que las cosas que usa frecuentemente estén a la mano. Por ejemplo, guarde las llaves de tuercas y desatornilladores en un tablero arriba del banco de trabajo. Tenga los archivos que usa frecuentemente en el escritorio.

Divida las tareas prolongadas. Evite pasar demasiado tiempo en una actividad. En lugar de pasar todo el día plantando en el jardín, pase una o dos horas al día en el jardín durante tres o cuatro días.

Trabaje a un paso moderado. En lugar de apresurarse para terminar una tarea, tome su tiempo y trabaje a una velocidad cómoda.

Aspectos de la autoestima

La osteoporosis puede dar un golpe a la autoestima. Si múltiples fracturas impiden tener un trabajo, dedicarse a un pasatiempo o hacer las tareas de la casa, puede sentirse menos competente. Los sentimientos de inutilidad pueden enviar la autoestima a una espiral descendente.

La autoimagen puede sufrir por los cambios físicos, como una postura encorvada por las fracturas por compresión de las vértebras. Puede perder estatura y peso, o el abdomen puede protruir. Puede verse deforme.

Los cambios físicos que ocurren con la osteoporosis pueden ser especialmente desafiantes en una sociedad que valora tanto la belleza juvenil y el vigor. En circunstancias normales, estos ideales son difíciles de cumplir. Con fracturas por osteoporosis, cumplir con las expectativas puede ser todavía más difícil.

Estrategias de enfrentamiento

Las siguientes estrategias pueden ayudarlo a reducir el estrés, la ansiedad y la depresión y aumentar la autoestima. La investigación muestra que la gente en que se diagnostica osteoporosis puede mejorar el bienestar emocional involucrándose activamente en el manejo de su salud.

Edúquese a usted mismo. Mientras más conozca de la osteoporosis, menos abstracta y amenzante parecerá. El temor de lo desconocido puede causar ansiedad. Comprender puede calmar el temor. Si tiene temor de caer, por ejemplo, puede minimizar los riesgos aprendiendo a moverse con seguridad. También sabrá que la inactividad sólo lo hace menos apto y más propenso a las caídas.

Haga ejercicio. La investigación muestra que el ejercicio regular reduce los síntomas de ansiedad y desempeña un papel para tratar la depresión leve a moderada. El ejercicio favorece también una mejor autoimagen y aumenta la autoestima. Para mayor información respecto a la actividad física y la osteoporosis, vea el Capítulo 9.

Aprenda a relajarse. La relajación ayuda a contrarrestar el estrés. La relajación puede ayudarlo también a enfrentar las demandas diarias y permanecer con energía y productivo. Muchas técnicas favorecen la relajación, incluyendo la respiración profunda, la relajación muscular progresiva, la meditación, la biorretroinformación, la hipnosis y la imaginación guiada. Puede ser útil aprender las diversas técnicas de relajación con un fisioterapeuta.

Una buena apariencia

Sentirse bien respecto a la apariencia está estrechamente relacionado con la autoestima. Pero encontrar ropas que se ven bien y que le queden bien puede ser un reto para la gente con osteoporosis. Las fracturas por compresión de las vértebras pueden hacer que pierda estatura y desarrolle una espalda curva o un abdomen prominente. Las blusas y camisas pueden sentirse demasiado apretadas, las faldas y pantalones pueden quedar demasiado altos, y los vestidos pueden parecer demasiado cortos en la espalda y demasiado largos en el frente.

Si puede coser, trate de modificar los patrones de las ropas o adaptar las ropas compradas en la tienda. De otro modo, considere los siguientes consejos al comprar ropa:

- Busque blusas o camisas con mangas sueltas: por ejemplo, mangas raglán. También intente blusas con hombreras.
- Seleccione sacos rectos, chaquetas, camisas y vestidos. Prefiera una apariencia no estructurada. Evite la ropa que acentúa la línea de la cintura.
- Compre ropa una talla mayor de la que acostumbraba comprar. La ropa muy ajustada puede llamar la atención a protuberancias que puede usted querer disimular.
- Use accesorios como bufandas o sombreros para dar vida a un conjunto sencillo.
- Para minimizar el abdomen, las mujeres pueden usar vestidos con líneas de cintura más bajas.
- Las mujeres pueden experimentar con diferentes tipos de sostenes, como sostenes con cierres en el frente, sostenes deportivos o los que tienen tirantes cruzados, para encontrar uno que se adapte bien y que sea cómodo.

Adaptado de la *National Osteoporosis Foundation*, 2000.

Practique un pensamiento positivo. Una técnica de enfrentamiento que mucha gente encuentra efectiva es la autoconversación positiva. La autoconversación es la corriente interminable de pensamientos que corren a través de la cabeza todos los días. Estos pensamientos pueden ser positivos o negativos.

Con práctica puede aprender a reconocer los pensamientos negativos y reemplazarlos por positivos. Por ejemplo, si el pensamiento negativo es, "No puedo hacer las cosas como antes — soy inútil", puede reemplazarlo con un pensamiento positivo como, "Puedo hacer gran parte de lo que quiero hacer. Mientras no me exceda, puedo seguir todavía siendo activo". Con el tiempo, la autoconversación positiva será más automática.

Maneje el enojo. Aprenda a identificar lo que precipita el enojo y reconozca los signos de advertencia. Cuando vea que se está enojando, haga una pausa. Recuerde que puede elegir la forma de responder a las situaciones. Busque formas de liberar emociones fuertes, como escribir, escuchar música, trabajar en el jardín o pintar.

Muchas de estas estrategias de enfrentamiento tendrán un efecto positivo sobre la autoestima. Aquí están otras ideas para construir un sentimiento fuerte de autoestima:

- Estructure el día con objetivos que pueda alcanzar. Cuando termine el día, tendrá una sensación de logro.
- Busque apoyo emocional. Recurra a familiares y amigos. Hable con un consejero o un profesional de salud mental.
- Ayude a alguien más. Recuerde que la vida hace la diferencia.
- Intente algo que disfruta, como música, un libro, una película o salir con un amigo.

Mantenenga las relaciones sociales

Para mucha gente una vida social satisfactoria es la clave para sentirse mental y físicamente bien. Las relaciones sociales pueden darle una sensación de propósito en la vida. Y seguir relacionado es bueno para la salud. Los estudios muestran que la gente con apoyo social fuerte se recupera de la enfermedad mejor que las personas que enfrentan la enfermedad solas. Una red de familiares y amigos lo ayudan a recuperarse de cualquier lesión, incluyendo una fractura. El contacto social puede motivarlo a involucrarse más en la vida.

Consecuencias sociales de la osteoporosis

La osteoporosis puede afectar sus relaciones con familiares y amigos en diversas formas. La mayoría de nosotros nos definimos en cierto grado por las posiciones sociales que tenemos, como padres, cónyuges, compañeros o jefes. Incluso la osteoporosis leve puede cambiar estas relaciones. Puede volverse más dependiente de su cónyuge o de sus hijos adultos. Puede perder un sentido de esfuerzo compartido y contribución dentro de la familia o el trabajo. Puede no ser capaz de corresponder la buena voluntad y las intenciones de los amigos. Dependiendo de la gravedad de su problema o de su riesgo de fractura, puede tener que dejar algunas o todas las responsabilidades en el trabajo y en el hogar.

La gente con osteoporosis grave puede aislarse socialmente por el dolor crónico o el temor de las fracturas. Si sufre dolor crónico, ir en automóvil, sentarse en una silla dura, estar de pie o caminar pueden volverse rápidamente incómodos. Para evitar el dolor, puede empezar evitando algunas de las actividades habituales, como asistir a servicios religiosos, jugar a las cartas, ir al cine y viajar.

El temor de caer puede resultar también en aislamiento social. Puede evitar salir en público, especialmente en lugares atestados, por la preocupación de que lo empujen o lo hagan caerse. Puede no ir ya a la tienda o a centros comerciales porque levantar y llevar las bolsas puede ser difícil.

Recurra a familiares y amigos

Muchos de nosotros estamos acostumbrados a ser bastante independientes — y estamos felices en esa forma. Puede parecer penoso pedir ayuda a otros, especialmente en tareas que ha hecho toda la vida. Pero éste es un tiempo para poner la seguridad y necesidades personales por encima de la autonomía.

Aunque confiar en otros podría parecer no natural, este aumento de la confianza puede ayudarlo a manejar la salud física y a permanecer independiente. Por ejemplo, pedir a alguien que lo ayude en las tareas de la vida diaria, como ir de compras y, hacer las tareas de la casa que requieren levantar objetos, reduce el riesgo de fractura. No es un signo de debilidad pedir ayuda cuando la necesita.

Es cierto que las relaciones pueden ser algunas veces una fuente de estrés o de apoyo. Sus seres queridos pueden no comprender todo por lo que está pasando emocionalmente, pero muy probablemente están ansiosos por ayudarlo a adaptarse. Pueden proporcionar ánimo, ofrecer retroinformación gentil pero útil y darle la mano cuando se necesita. Las buenas relaciones requieren paciencia, compromiso y aceptación. Sus familiares y amigos necesitan aceptar sus necesidades igual que usted debe aprender a aceptar las suyas.

Refuerce la red social

¿Necesita un refuerzo su red social? Considere estos consejos:

- Propóngase responder todas las llamadas telefónicas, correos electrónicos y cartas de familiares y amigos.
- Acepte invitaciones a eventos sociales.
- Tome la iniciativa e invite a alguien a unirse a una actividad.
- Involúcrese más en organizaciones de la comunidad, eventos del vecindario y reuniones familiares.
- En las reuniones locales, inicie una conversación cuando surge la oportunidad.
- Únase a clases de ejercicios en grupos que son seguras para alguien con osteoporosis. El médico puede aconsejarle lo que es apropiado.
- Haga a un lado las diferencias pasadas con los amigos y aborde cada relación con un borrón y cuenta nueva.

Únase a un grupo de apoyo

Es desalentador sentir que nadie entiende exactamente por lo que está usted pasando. De hecho, *hay* gente que entiende, principalmente porque está pasando por lo mismo. Los grupos de apoyo, también llamados grupos de autoayuda, reúnen a la gente que comparte preocupaciones comunes. Incluso si su familia es comprensiva, es útil hablar con otros que se encuentran en una situación similar.

Un grupo de apoyo puede proporcionarle una sensación de pertenencia. Le da un lugar para expresar sus sentimientos y temores y para intercambiar experiencias. También le brinda una oportunidad para hacer nuevas amistades.

Los grupos de apoyo pueden variar en formato y tamaño, pero todos están basados en el apoyo entre los compañeros. Las reuniones se llevan a cabo generalmente en una biblioteca, hospital o centro comunitario. Muchos grupos están patrocinados por un hospital o clínica y conducidos por un profesional de la salud.

Capítulo 12

Cómo recuperarse de una fractura

Usted no planeó pasar los cuatro a ocho meses siguientes recuperándose de la operación de la cadera. Tampoco planeó resbalarse en la tina del baño y fracturarse la cadera. Y ahora aquí está, usando una andadera para desplazarse por la casa. Necesita ayuda para hacer tareas como lavar la ropa y hacer la comida. No puede salir a visitar a sus amistades como lo hacía antes. Siente que nunca va ser como antes.

Es cierto que recuperarse de una fractura, particularmente de una fractura osteoporótica, puede ser doloroso, largo y frustrante. Pero mucha gente recupera sus capacidades anteriores y una semblanza de su vida anterior. En general, mientras más sano es y más positiva la actitud, está mejor equipado para recuperarse de una fractura.

En este capítulo aprenderá cómo cicatrizan naturalmente los huesos y se restablecen después de fracturarse. La discusión incluye también formas de tratamiento para las fracturas osteoporóticas más frecuentes — de la columna, la cadera y la muñeca — y lo que implica la fase de rehabilitación. El capítulo examina también diversas formas para manejar el dolor crónico, que es algunas veces un efecto residual de la fractura osteoporótica. Aprender respecto al tipo de fractura que puede tener y el tratamiento disponible pueden ayudarlo a acelerar su recuperación y estar activo de nuevo.

La naturaleza de la recuperación

La recuperación de una fractura depende en parte del sitio y la gravedad de la misma. En muchos casos, la atención médica rápida y el proceso natural de cicatrización del cuerpo llevan a la recuperación de la fractura en varios meses. Por ejemplo, una fractura de la muñeca generalmente cicatriza si lleva un yeso y el brazo en cabestrillo hasta que la muñeca es lo suficientemente estable para soportar peso de nuevo.

Pero no siempre es así de directo. Puede requerirse soporte adicional para las fracturas graves, como las fracturas de la cadera, que generalmente requieren cirugía. Otras fracturas, como las fracturas vertebrales, a menudo causan dolor crónico después de que el hueso cicatriza y requieren un enfoque terapéutico diferente.

Usted encontrará que cada fractura tiene su propio curso de tratamiento. Además de cicatrizar el hueso, puede recibir tratamiento para la osteoporosis si no lo ha empezado ya, para aumentar la densidad ósea.

Pero el proceso de recuperación no necesariamente termina una vez que el hueso cicatriza. Es posible que desee recuperar casi por completo, o por completo, la vida que llevó antes de fracturarse. El tratamiento puede regresar la mayoría de la fuerza y movilidad anterior. Puede usar varias técnicas y dispositivos para compensar cualquier pérdida permanente. Además, puede trabajar para prevenir otras fracturas. Esto a menudo implica dieta, ejercicio, medicamentos y algunos cambios en el estilo de vida para mantener la densidad ósea.

Cómo cicatriza el hueso

Como se describió en el Capítulo 2, los huesos están renovándose continuamente en un proceso llamado el ciclo de remodelación. Las células llamadas osteoclastos degradan o resorben el hueso viejo o dañado, mientras que las células llamadas osteoblastos forman hueso nuevo. El ciclo de remodelación es la base de la cicatrización de la fractura. De hecho, el hueso es el único tejido sólido del cuerpo que puede reemplazarse a sí mismo. Otras lesiones de tejidos, como una herida en la piel, cicatrizan con la formación de un tejido fibroso diferente, que deja una cicatriz.

La autorreparación de una fractura puede describirse en fases:

Fase 1. Cuando un hueso se fractura, sangra igual que cualquier otro tejido del cuerpo. Se forma un coágulo que sella los vasos

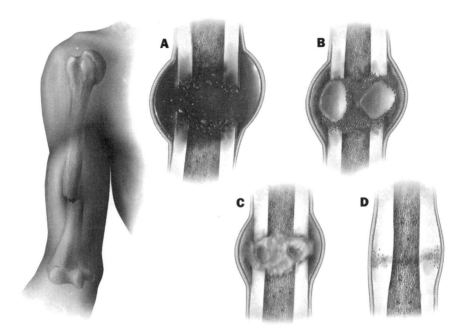

Cómo cicatriza un hueso fracturado

Después de una fractura se forma un coágulo de sangre que sella los vasos dañados entre los extremos de los huesos fracturados (A). Se desarrolla un callo blando al empezar a regenerarse el hueso (B). Los osteoblastos ayudan a formar una red de hueso esponjoso, creando una férula interna que une los extremos del hueso fracturado (C). Con el depósito de calcio y otros minerales, esta red se desarrolla en hueso más denso (D).

sanguíneos dañados situados en el hueso fracturado o cerca de éste. Los científicos creen que las moléculas del coágulo de sangre envían señales a células especializadas para ayudar al proceso de reparación, como las células inmunes que combaten la infección y los factores de crecimiento que regulan el crecimiento del tejido. Mientras tanto, los osteoclastos empiezan a eliminar el hueso y el tejido dañado. La fase inicial generalmente dura unas dos semanas.

Fase 2. En las siguientes cuatro semanas el hueso empieza a regenerarse con la ayuda de los osteoblastos. Se forma un callo blando de colágena, el armazón estructural del hueso.

Fase 3. El trabajo de los osteoblastos continúa al desarrollarse una red de hueso esponjoso. Ésta crea una férula interna que une los extremos del hueso fracturado.

Fase 4. En 6 a 12 semanas de la fractura, un hueso más denso y más duro reemplaza la red de hueso esponjoso. Los minerales recientemente depositados en la colágena se unen y se endurecen, produciendo una mayor fuerza del hueso. En este punto, la fractura puede considerarse cicatrizada, aunque la remodelación continúa modificando y fortaleciendo el hueso por lo menos uno o dos años.

A través de este proceso, el hueso fracturado debe alinearse correctamente para permitir una cicatrización adecuada. Los problemas surgen generalmente cuando los extremos del hueso fracturado no están alineados o no pueden inmovilizarse. En estos casos, puede ser necesaria cirugía o algunos otros procedimientos médicos para reposicionar los huesos y estabilizar la fractura.

Cómo tratar las fracturas vertebrales

Cuando la densidad ósea disminuye debido a la osteoporosis, las vértebras de la columna vertebral empiezan a debilitarse. Finalmente, algunas vértebras pierden la mayoría del contenido mineral. El impacto de una caída o la torsión del torso pueden causar una fractura por compresión. Lo mismo puede hacer levantar una carga demasiado pesada para las vértebras. El cuerpo vertebral literalmente se colapsa. Aunque algunas fracturas por compresión no producen síntomas, otras pueden producir un dolor intenso y súbito o un dolor crónico y persistente.

Generalmente las fracturas de las vértebras pueden ser tratadas con analgésicos, reposo en cama, fajas alrededor de la parte media y fisioterapia. Las fracturas por compresión generalmente cicatrizan en dos a cuatro meses, y el dolor agudo disminuye gradualmente durante este periodo. Algunas veces el dolor puede persistir y no se alivia con estos métodos convencionales. En estos casos, pueden considerarse procedimientos quirúrgicos para el tratamiento de las fracturas que producen dolor crónico que no se alivia.

Calmantes para el dolor

Los medicamentos para el dolor que se obtienen sin receta ayudan a menudo a minimizar las molestias, particularmente al principio del periodo de recuperación. Los medicamentos de este tipo frecuentemente utilizados incluyen aspirina, acetaminofén, ibuprofén y naproxén. No se recomienda el uso a largo plazo de estos medicamentos por los molestos efectos secundarios que pueden causar, como sangrado gastrointestinal, molestias gástricas, mareo, distensión y dolor abdominal.

Los medicamentos más fuertes de prescripción, como la codeína, están disponibles para el dolor intenso pero pueden causar estreñimiento, que puede ser particularmente molesto si tiene usted dolor de espalda persistente. El uso a largo plazo puede crear también tolerancia, por lo que se requieren dosis mayores para aliviar el dolor.

Reposo en cama

El dolor agudo de una fractura por compresión generalmente disminuye con dos o tres días de reposo en cama. Un colchón firme proporciona un mejor soporte para la columna que uno blando. Aunque el reposo es esencial para aliviar el dolor inicial, permanecer en cama más de unos cuantos días puede debilitar la espalda y agravar la pérdida de hueso. Es importante también empezar a moverse tan pronto como pueda, alternando periodos de reposo con actividad. La actividad física puede fortalecer los músculos de la espalda y abdomen, y mejorar el soporte para la columna.

Fajas

Si el dolor persiste después de varios días de reposo en cama, el médico puede recomendarle que use una faja para soportar la espalda. Estos soportes para la espalda se usan generalmente por cortos periodos; por ejemplo, cuando está involucrado en actividades que pueden causar un esguince. Usar una faja demasiado tiempo puede ser contraproducente porque la espalda no trabaja para proporcionar soporte y puede debilitarse.

Las fajas para la espalda están disponibles en farmacias y sitios de artículos médicos. Hay muchos tipos y estilos de fajas para escoger. Pueden incluso hacerse a la medida. El médico puede recomendarle la mejor selección para usted.

Ejercicio

El ejercicio puede fortalecer los músculos de la espalda, ayudar a mantener la postura, hacer más lenta la pérdida de hueso y mejorar la condición física general para ayudar a prevenir fracturas. El médico o el fisioterapeuta pueden ayudarlo a diseñar una rutina segura de ejercicio que le proporcione estos beneficios al mismo tiempo que minimiza el riesgo de fracturas durante el ejercicio. Los ejercicios generalmente incluyen:

Ejercicios con soporte de peso. Actividades que realiza sobre los pies en las que los huesos soportan el peso, como caminar.

Ejercicios de resistencia. Actividades que aplican carga sobre músculos y huesos específicos; por ejemplo, utilizar pesas.

Ejercicios de fortalecimiento de la espalda. Actividades que lo ayudan a mantener o mejorar la postura, y ayudan a evitar más fracturas.

Asegúrese siempre de hablar con el médico o con su fisioterapeuta antes de empezar un programa de ejercicio, ya que algunas actividades o movimientos pueden aumentar el dolor de las fracturas por compresión o incluso producir más fracturas.

Vertebroplastía

La vertebroplastía es un procedimiento quirúrgico que usa una aguja guiada con rayos X para inyectar cemento acrílico de hueso en las vértebras fracturadas y colapsadas. El cemento se endurece en unas horas, sellando y estabilizando las fracturas y aliviando el dolor. El procedimiento generalmente tarda una a dos horas.

Los candidatos para este procedimiento son las personas que tienen fracturas vertebrales persistentemente inestables causadas por osteoporosis o la presencia de un tumor óseo. Probablemente le practiquen varias pruebas antes del procedimiento, incluyendo gammagrama o resonancia magnética (RM), para asegurar que la vertebroplastía es adecuada para usted. El procedimiento se practica generalmente cuando otros métodos no invasivos de tratamiento no tienen éxito.

Los informes indican que la vertebroplastía proporciona alivio completo o significativo del dolor en 67 a 100 por ciento de los casos. Algunas personas sienten alivio del dolor inmediatamente después del procedimiento, y la mayoría pueden regresar a sus actividades normales el mismo día.

Las complicaciones de corto plazo son relativamente pocas. Durante el proceso de endurecimiento, el cemento genera calor que puede dañar las terminaciones nerviosas dentro de la columna. Esto puede causar molestias temporales, pero puede proporcionar también parte del alivio del dolor asociado a la vertebroplastía.

Una de las preocupaciones principales de la vertebroplastía es la fuga de cemento en los tejidos circundantes al inyectarse. Durante los estudios de prueba, la fuga generalmente no tuvo efectos secundarios, aunque en unos cuantos incidentes llevó a compresión de nervios y aumento del dolor.

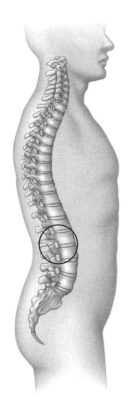

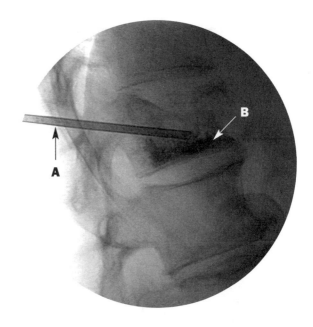

Durante el procedimiento de vertebroplastía, un cirujano observa una imagen de rayos X (arriba) para guiar la aguja (A) a una vértebra fracturada. El cemento de hueso inyectado en la vértebra (B) ayuda a estabilizar la fractura.

Aunque la vertebroplastía es una posibilidad interesante para tratar las fracturas por compresión, los investigadores enfatizan que los riesgos y beneficios del procedimiento a corto y largo plazo todavía no son claros. En particular, los expertos en salud cuestionan si este procedimiento podría causar fracturas vertebrales en las áreas adyacentes a la vértebra reparada.

Xifoplastía

Un procedimiento quirúrgico relacionado con la vertebroplastía es la xifoplastía, pero la xifoplastía implica el uso de una aguja con un balón en la punta. Después de insertar la aguja en la vértebra, se infla el balón para crear un espacio para que se inyecte el cemento. En la mayoría de los casos, esta acción no sólo fortalece la vértebra sino también puede expandir el cuerpo vertebral colapsado.

La xifoplastía proporciona una alta incidencia de alivio del dolor, y las complicaciones graves son raras. Pero de nuevo, los expertos en salud advierten que se requiere más investigación para conocer todos los riesgos y beneficios del procedimiento.

Cómo tratar las fracturas de la cadera

La cirugía casi siempre es la mejor forma de reparar una fractura de la cadera. Los médicos típicamente prefieren las alternativas no quirúrgicas, como la tracción, sólo si tiene una enfermedad grave que hace demasiado riesgosa la cirugía. El tipo de cirugía que le practican depende generalmente del sitio de la fractura, su gravedad y la edad.

Fracturas del cuello femoral

El hueso del muslo (fémur) conecta con la pelvis en la cadera, que es una articulación de esfera y cavidad. Una sección estrecha del fémur inmediatamente por abajo de la articulación, conocida como cuello femoral, es un sitio frecuente de fractura de la cadera. Los médicos reparan la fractura por uno de tres métodos:

Fijación interna. Si el hueso fracturado está todavía bien alineado, el médico puede insertar tornillos de metal en el hueso para mantenerlo unido mientras cicatriza la fractura.

Reemplazo parcial del fémur. Si los extremos de la fractura no están alineados adecuadamente o si están dañados o destrozados, el médico puede extirpar la cabeza y el cuello del fémur e insertar un reemplazo artificial que es llamado prótesis. Este procedimiento quirúrgico es conocido como hemiartroplastía.

Reemplazo total de la cadera. Este procedimiento implica el reemplazo de todo el fémur superior con una prótesis. El reemplazo total de la cadera puede ser una buena opción si la artritis o una lesión previa han dañado la articulación, afectando su función antes de la fractura.

Fracturas de la región intertrocantérica

La región intertrocantérica es la parte del fémur adyacente al cuello femoral. Para reparar una fractura en esta área, un cirujano generalmente inserta un tornillo largo de metal, conocido como tornillo de compresión de la cadera, a través de la fractura para unir el hueso fracturado. El tornillo se adhiere a una placa que corre parcialmente hacia abajo del fémur. La placa se adhiere al fémur con tornillos más pequeños para mantener estable el hueso. Al cicatrizar el hueso, el tornillo de compresión permite que los bordes se unan.

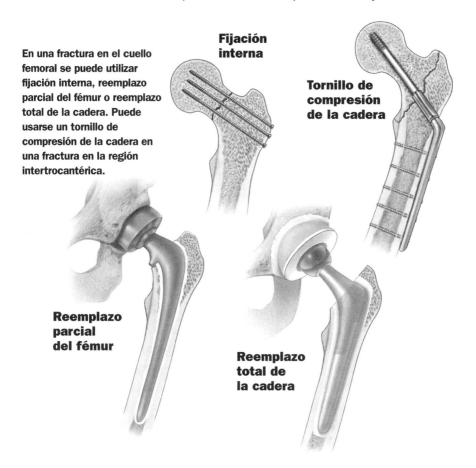

En una fractura en el cuello femoral se puede utilizar fijación interna, reemplazo parcial del fémur o reemplazo total de la cadera. Puede usarse un tornillo de compresión de la cadera en una fractura en la región intertrocantérica.

Fijación interna

Tornillo de compresión de la cadera

Reemplazo parcial del fémur

Reemplazo total de la cadera

Preocupaciones generales de la cirugía de la cadera

Cuando le practican cirugía de la cadera, le aplican anestesia general o anestesia local. Si toda o parte de la articulación es extirpada, la prótesis es a menudo asegurada con cemento de hueso — el mismo tipo que se usa en la vertebroplastía y xifoplastía. Tarda sólo unas horas para que el cemento se endurezca y el reemplazo de la cadera quede firmemente en su sitio. Algunas veces se usa un tipo diferente de prótesis que permite al hueso crecer en el dispositivo y mantenerlo en su sitio. Recibir un reemplazo de cadera sin cemento generalmente requiere un periodo de recuperación más largo porque el hueso necesita tiempo para crecer. Una prótesis híbrida implica cementar una parte del dispositivo — generalmente la cavidad — y dejar la otra parte — generalmente el cuello femoral — sin cementar.

Las articulaciones artificiales de la cadera pueden funcionar bien durante 20 años o más, pero finalmente la prótesis puede aflojarse y requerir otra operación. Los adultos de edad avanzada tienen mayor probabilidad de recibir un reemplazo parcial o total de la cadera, ya que tienden a aplicar menos carga sobre la articulación artificial que la gente más joven. El método de fijación interna es más frecuente en gente más joven, pero puede usarse para fracturas en gente de cualquier edad si los huesos fracturados están bien alineados.

Si la cadera se infecta o si hay un trastorno de la piel alrededor de la cadera, el cirujano generalmente espera que los trastornos mejoren antes de practicar la operación. Antes de la cirugía, probablemente le hagan una extensa evaluación para verificar su historia médica, la extensión del daño a la cadera y el estado del corazón y pulmones. El médico discutirá también los riesgos y beneficios potenciales de la cirugía de la cadera en su caso específico.

En el hospital

La cirugía de la cadera generalmente requiere una estancia de 3 a 10 días en el hospital, dependiendo de la recuperación de la operación. En el hospital le administran medicamentos para controlar el dolor posoperatorio. El personal del hospital lo ayuda también a empezar a moverse lo más pronto posible.

Una complicación grave de la cirugía de cadera es la formación de coágulos de sangre en las venas de los muslos y pantorrillas. Un coágulo puede desprenderse y llegar hasta los pulmones, lo que causa una embolia pulmonar que puede ser mortal en unas cuantas horas. El personal del hospital vigila estrechamente su condición para prevenir que esto suceda.

Es importante empezar una actividad ligera inmediatamente después de la cirugía. Ésta puede incluir mover lentamente el pie hacia arriba y hacia abajo o rotar el tobillo mientras está acostado en la cama. Un fisioterapeuta puede también mostrarle cómo hacer ejercicios específicos. Aunque estas actividades podrían ser molestas al principio, pueden disminuir el dolor, prevenir la formación de un coágulo y mejorar el movimiento de la cadera.

Usted continuará estos ejercicios después de ir a la casa. Además, el médico probablemente le prescriba medicamentos anticoagulantes durante varias semanas o meses después del procedimiento para prevenir la formación de coágulos, así como antibióticos para prevenir infecciones.

Algunos adultos de edad avanzada, particularmente los que viven solos, ingresan temporalmente a un centro de rehabilitación después de la cirugía para recibir fisioterapia y ayuda durante la recuperación. Otros pueden necesitar ayuda permanente.

En casa

Antes de ir a casa, o incluso antes de ingresar al hospital para la cirugía, puede ser una buena idea hacer que se arregle el lugar en donde vive para ser más favorable a la recuperación. Despejar los caminos para que pueda usar libremente una andadera, y asegurarse que tiene una silla firme y de asiento alto. Arregle su centro personal de recuperación con todas las cosas que necesita al alcance de la mano, como anteojos, material de lectura, medicamentos, teléfono, un control remoto, pañuelos desechables, un cesto de basura y un vaso y una jarra de agua.

Usted puede contribuir mucho a su propia rehabilitación. Su participación en el proceso de recuperación determina a menudo el éxito del procedimiento. Aquí están varios factores para tener en cuenta:

- Mantenga la incisión limpia y seca. Las suturas generalmente se retiran dos a tres semanas después de la cirugía. Hasta entonces tome baños de esponja en lugar de ducha o baño completo.
- El edema es una reacción normal durante los primeros tres a seis meses después de la cirugía. Para contrarrestar el edema, eleve la pierna y aplique compresas heladas en la cadera varios minutos cada vez. Evite colocar hielo directamente sobre la piel envolviendo el hielo en un paño para lavar o en una toalla para secar loza.
- Contacte al médico inmediatamente si piensa que está desarrollando un coágulo o una infección. Los signos y síntomas de un coágulo incluyen dolor, enrojecimiento o dolor con la presión en la pantorrilla y un edema nuevo en la pierna o pie. Los signos y síntomas de una infección incluyen enrojecimiento o hinchazón alrededor de la incisión, secreción por la herida, fiebre alta persistente, calosfrío y aumento del dolor de la cadera.
- Debe tener cuidado de no luxar la prótesis. No cruce las piernas al estar sentado, parado o acostado. Mantenga las rodillas por abajo del nivel de las caderas. Siéntese en un cojín para mantener las caderas más arriba de las rodillas. Evite flexionarse en la cintura. Al dormir, coloque una almohada entre las rodillas para mantener la cadera adecuadamente alineada.

Protectores para la cadera

Usar protectores afelpados especiales puede ayudar a prevenir fracturas de la cadera. Un estudio reciente reveló que la gente que usó protectores para la cadera — ropa interior especialmente diseñada para sostener los protectores afelpados — tuvo una probabilidad 60 por ciento menor de fracturarse la cadera que los que no los usaron. Si piensa que un protector puede funcionar para usted, hable con el médico. Los protectores están disponibles en las tiendas de artículos médicos.

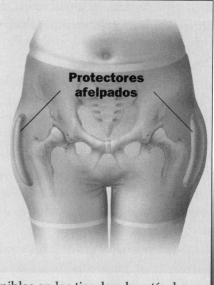

Protectores afelpados

- Debido a que las bacterias entran a menudo a través de la boca durante la cirugía dental, es importante informar al dentista que le han colocado un reemplazo de cadera. Tomar antibióticos antes del trabajo dental puede ayudar a prevenir una infección. Tome esta precaución el resto de su vida.
- Siempre es importante permanecer activo. Levántese y camine por lo menos una vez cada hora durante el día. Si tiene una prótesis cementada o híbrida, puede generalmente cargar un poco de peso sobre la pierna inmediatamente, pero necesitará usar una andadera durante cuatro a seis semanas para permitir que la articulación cicatrice adecuadamente. Si tiene una prótesis no cementada, el cirujano probablemente le pida que no cargue ningún peso en la pierna las primeras seis semanas, para dar tiempo a los huesos para crecer en la prótesis.
- Al mismo tiempo, no se exceda en sus actividades. La clave es permanecer activo y hacer ejercicio en un nivel que sea cómodo para usted. Caminar es generalmente seguro, y nadar, un ejercicio que es fácil para sus articulaciones, se recomienda después que ha cicatrizado la incisión.
- Una alimentación saludable es también importante. Si estaba cuidando el peso antes de la cirugía, continúe haciéndolo porque

el exceso de peso puede aplicar cargas innecesarias a la articulación de la cadera.

La mayoría de la gente regresa finalmente a sus actividades normales después de cirugía de la cadera. Pero no sucede inmediatamente. Una recuperación saludable requiere no sólo estar dispuesto a hacer lo que el médico o el fisioterapeuta prescriben, sino también consistencia en seguir esos consejos.

Cómo tratar las fracturas de la muñeca

En comparación con las fracturas vertebrales y de la cadera, las fracturas de la muñeca son generalmente mucho más simples de tratar. La mayoría de fracturas osteoporóticas de la muñeca — aproximadamente 90 por ciento — son fracturas limpias del radio en el antebrazo, inmediatamente por arriba de la articulación de la muñeca. Esta fractura se conoce como fractura de Colles. Estas fracturas cicatrizan típicamente bien, y el uso completo de la mano y la muñeca generalmente se restablece.

Pero algunas fracturas de la muñeca pueden ser complejas. Si los extremos fracturados del hueso se desplazan menos de 2 milímetros, la fractura se considera desplazada, y el hueso debe realinearse antes de permitir que cicatrice. Si el hueso se astilla en numerosos pedazos rotos, la fractura es llamada conminuta. En cualquier caso, puede requerirse cirugía para reposicionar los fragmentos y poner varios dispositivos para mantenerlos en su sitio al cicatrizar el hueso. Si el hueso fracturado atraviesa la piel — una fractura abierta — se requiere tratamiento urgente para prevenir la infección.

El médico puede seleccionar entre varios métodos de tratamiento:

Yeso o férula. Un yeso es a menudo el método preferido para los adultos de edad avanzada que tienen una fractura simple de la muñeca con mínimo desplazamiento. Un yeso corto se coloca a menudo desde abajo del codo a la mano. Esto inmoviliza el hueso de la muñeca, es menos invasivo que la cirugía y generalmente tiene buenos resultados. Después de una fractura, el edema es a menudo un problema. Si es así, puede usarse una férula los primeros días y luego reemplazarla con un yeso después que ha bajado el edema. Elevando el brazo y colocando compresas heladas en la mano ayuda a disminuir el edema.

En otros casos, se coloca un yeso largo que se extiende desde la parte superior del brazo hasta la mano, y se utiliza para inmovilizar todo el brazo y el pulgar. El yeso largo se reemplaza después con un yeso corto

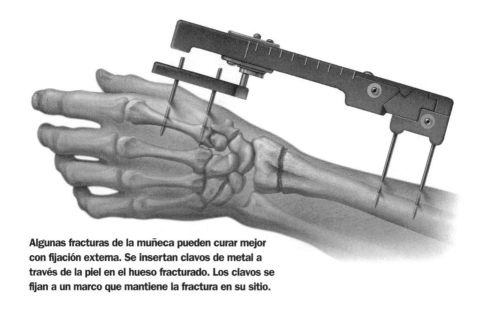

Algunas fracturas de la muñeca pueden curar mejor con fijación externa. Se insertan clavos de metal a través de la piel en el hueso fracturado. Los clavos se fijan a un marco que mantiene la fractura en su sitio.

para permitir el movimiento libre del codo. Después de retirar el yeso, el médico puede hacer que use usted una férula removible en la noche y entre las sesiones de ejercicio durante el día para soporte agregado.

Fijación externa. Si una fractura está seriamente desplazada o conminuta, puede cicatrizar mejor con clavos de metal insertados a través de la piel en el hueso a cada lado de la fractura. Los clavos se fijan externamente a un marco para ayudar a mantener la fractura en su sitio. El brazo se mantiene en cabestrillo para elevación y protección. El dispositivo se usa generalmente 6 a 12 semanas. Durante este tiempo, los clavos pueden ajustarse para asegurar la alineación precisa del hueso.

Fijación interna. Algunas fracturas complejas, particularmente las que se extienden a la articulación, pueden requerir fijación interna. Durante la cirugía abierta, un cirujano puede colocar clavos de metal, varillas, placas o tornillos dentro o a lo largo de la fractura para mantener el hueso en su posición.

Clavos percutáneos. *Percutáneo* significa "a través de la piel". En este procedimiento se insertan clavos o alambres de metal o biodegradables en el área fracturada y se manipulan para alinear los fragmentos óseos. Una desventaja de este método es que los clavos no proporcionan a menudo suficiente estabilidad, especialmente en adultos de edad avanzada. Por lo tanto, la técnica puede combinarse con la fijación externa.

Cemento de hueso inyectable. Los investigadores están trabajando en un nuevo tipo de cemento de hueso que se endurece en minutos y estabiliza los fragmentos óseos en las fracturas de la muñeca o vértebras. Este cemento es diferente del cemento acrílico actualmente utilizado en la vertebroplastía o xifoplastía y algunos reemplazos de la cadera. El nuevo tipo es bioactivo, que significa que finalmente se reabsorbe en su cuerpo durante el proceso de remodelación del hueso y es reemplazado con hueso natural. Un tipo de cemento bioactivo ha sido aprobado por la Administración de Alimentos y Medicamentos. Se están desarrollando otras formulaciones.

Fisioterapia. Una complicación frecuente de una fractura de la muñeca es la rigidez subsecuente de la muñeca. Para contrarrestar este efecto, el médico o fisioterapeuta trabajarán con usted para hacer que los dedos, codo y hombro se muevan lo más pronto posible después de que la fractura se ha estabilizado. Un ejercicio común es cerrar los dedos haciendo un puño y luego lentamente extenderlos por completo. Le pueden pedir que haga esto varias veces cada hora durante el día. Después de que se retira el yeso o el dispositivo de fijación, se darán ejercicios adicionales, incluyendo ejercicios de resistencia para acumular masa ósea. Puede usted recibir entrenamiento de equilibrio y marcha para prevenir otras caídas.

Como en cualquier rehabilitación, usted desempeña un papel vital. Tenga presente que el objetivo es recuperar la función de la mano, y puede usted lograr esto siguiendo cuidadosamente las instrucciones del médico y practicando consistentemente los ejercicios prescritos.

Cómo manejar el dolor crónico

Aunque el tratamiento apropiado puede aliviar la lesión inicial de una fractura osteoporótica, el periodo de recuperación después del tratamiento puede ser también doloroso. Algunas veces el dolor puede persistir después que ha cicatrizado el hueso.

Manejar el dolor crónico puede ser frustrante cuando parece no haber alivio inmediato a la vista. El dolor puede causar sentimientos de irritabilidad, depresión y ansiedad, que sólo hacen que el dolor físico parezca peor. Aunque no hay soluciones rápidas, puede usted hacer algo para manejar el dolor. Empiece con dos conceptos claves:

- Usted desempeña un papel central en el manejo del dolor. Si quiere que su vida mejore, necesita tomar medidas para que esto suceda. Sólo usted puede controlar su futuro.

- Manejar el dolor crónico no es hacer que desaparezca el dolor. Es aprender a mantener el dolor en un nivel que pueda tolerar. Es disfrutar de la vida de nuevo, a pesar del dolor.

Al manejar el dolor crónico, la gente a menudo recurre a los medicamentos para el dolor. Estos son ciertamente apropiados para manejar el dolor agudo y pueden ser muy efectivos cuando se usan apropiadamente. Pero en muchos problemas de dolor crónico, el medicamento puede no ser la respuesta. Algunas personas toman medicamentos porque sienten que los necesitan, no porque ayuden. Los medicamentos se vuelven una muleta o distracción de soluciones más eficaces, seguras y de largo plazo. Estas personas se sorprenden a menudo de encontrar que suspender los medicamentos no es tan difícil como pensaban. También encuentran a menudo que no usar medicamentos les da una mayor sensación de control sobre el dolor y su vida.

Por lo tanto, ¿cuáles son las alternativas al medicamento para el dolor? Aquí están varias opciones:

Ejercicio. Aunque el reposo es importante para la recuperación y el alivio del dolor, el ejercicio es igualmente vital para reducir el dolor, especialmente en el largo plazo. El ejercicio hace que el cuerpo libere sustancias químicas llamadas endorfinas que bloquean las señales del dolor para que no lleguen al cerebro. Mientras más endorfinas produce, menos necesita confiar en otras formas de manejo del dolor, como los medicamentos.

Debido a que ciertos ejercicios no deben practicarse cuando tiene osteoporosis, es importante hablar con el médico antes de empezar el ejercicio. En esa forma estará seguro de que las actividades que practica son las mejores para usted.

Frío y calor. Aplicar una compresa helada puede reducir el edema y la inflamación, y actuar como anestésico local. El tratamiento en la forma de una bolsa de agua caliente, un baño caliente o la lámpara de calor relaja los músculos y ayuda a aliviar el dolor crónico. Recuerde no exponer directamente la piel a temperaturas extremas. Mantenga las compresas heladas o la bolsa de agua caliente envueltas en una toalla. Limite las aplicaciones a 20 minutos cada vez.

Técnicas de relajación. El fisioterapeuta puede mostrarle ciertas técnicas de relajación que ayudan a alejar la mente del dolor, relajar los músculos y aliviar el estrés innecesario. Estas técnicas podrían incluir visualización, relajación muscular progresiva y respiración profunda.

Biorretroinformación. El objetivo de la biorretroinformación es enseñarlo a controlar ciertas respuestas del cuerpo. Durante una

Establezca objetivos inteligentes

Cuando tiene dolor, es fácil que la molestia se convierta en el centro de su atención. Otras cosas de la vida que eran importantes para usted pueden ahora pasar al segundo plano.

Establecer objetivos ayuda a desviar la atención del dolor crónico y proporciona una oportunidad para pensar respecto al estilo de vida y lo que puede hacer para manejar el dolor. Pero establecer los objetivos no es tan fácil como parece. Simplemente no puede identificar un par de cosas que usted quiere y espera que sucedan. Se está preparando para la frustración. Establezca objetivos inteligentes — esto es, objetivos que sean específicos, medibles, alcanzables, reales y que puedan seguirse. Aquí está cómo hacerlo:

- **Específicos.** Exprese exactamente lo que quiere alcanzar y cómo lo va a hacer. Establezca objetivos que pueda alcanzar en una semana a un mes. Es fácil abandonar los objetivos que tardan demasiado tiempo en alcanzarse. Divida un objetivo grande en una serie de objetivos más pequeños semanales o diarios. Después de alcanzar uno de los objetivos más pequeños, pase al siguiente.
- **Medibles.** Un objetivo no le hace ningún bien si no hay forma de saber que lo ha alcanzado. "Quiero sentirme mejor" no es un buen objetivo. Es una variable. "Quiero trabajar 8 horas diarias" es un buen objetivo. Es específico y medible.
- **Alcanzables.** Pregúntese a usted mismo si un objetivo está dentro de un alcance razonable. Completar un maratón puede no ser un objetivo alcanzable si su ejercicio previo era limitado. Pero programar varias caminatas rápidas diariamente puede ser alcanzable.
- **Reales.** Establecer objetivos desvía la atención del dolor hacia el futuro. Pero no puede ignorar sus limitaciones. Los objetivos deben estar dentro de sus capacidades. Si ha sufrido una lesión grave en la espalda, el objetivo de regresar a un trabajo que implica levantar objetos pesados puede no ser realista. En su lugar, el objetivo podría ser un trabajo en un campo relacionado, o regresar a la escuela para reentrenamiento.
- **Que puedan seguirse.** Poder seguir el progreso lo alienta a mantenerse y alcanzar el objetivo. Busque las formas de registrar sus avances.

sesión de biorretroinformación, un terapeuta entrenado aplica electrodos y otros sensores en varias partes del cuerpo. Los electrodos se conectan con dispositivos que registran sus respuestas y le dan una retroinformación visual o auditiva de la tensión muscular, frecuencia cardiaca, presión arterial, frecuencia de respiración y temperatura de la piel.

En la biorretroinformación usted aprende a producir cambios positivos en las funciones corporales, como disminuir la presión arterial o aumentar la temperatura de la piel. Éstos son signos de relajación. El terapeuta en biorretroinformación puede usar técnicas de relajación para calmarlo más.

Estimulación eléctrica. La estimulación eléctrica nerviosa transcutánea (TENS, por sus siglas en inglés) puede ayudar a controlar el dolor bloqueando las señales nerviosas que llegan al cerebro. Un fisioterapeuta coloca electrodos en la piel cerca del área del dolor. La TENS puede aliviar el dolor en la pierna debido a inflamación o compresión de los nervios en la espalda, pero puede proporcionar poco alivio del dolor de espalda crónico.

Una palabra de precaución. Ciertos métodos de alivio del dolor pueden significar problemas si tiene usted osteoporosis. El masaje, el tratamiento quiropráctico y otras manipulaciones de la columna pueden causar o agravar fracturas vertebrales, por lo que debe hablar con el médico antes de tratar alguna de éstas.

Capítulo 13

Seguridad en el hogar

L as caídas son un riesgo serio para los adultos de edad avanzada, especialmente para los que tienen densidad ósea baja u osteoporosis. Aquí están algunas estadísticas que hacen reflexionar. De acuerdo a los Centros de Control y Prevención de Enfermedades, uno de cada tres adultos de 65 años de edad o más en Estados Unidos se cae cada año. Y de los que se caen, 20 a 30 por ciento sufrirán lesiones moderadas a graves que reducen la movilidad e independencia. Por lo menos 95 por ciento de las fracturas de cadera son resultado de una caída.

Además, ¿sabía usted que en la gente de 65 años de edad o más, la mitad de todas las caídas suceden en casa? Es simple lógica que una parte de cualquier plan de acción para la osteoporosis implica minimizar el riesgo de caídas. Puede usted hacer eso organizando el ambiente en el hogar y el espacio de trabajo en una forma que le permita funcionar y desplazarse cómodamente y con seguridad.

Puede también tener ocasión de usar lo que se conoce como dispositivos de ayuda. Éstos son artículos de equipos que le permiten realizar las tareas y actividades rutinarias con seguridad y un mínimo de esfuerzo. Los bastones y andaderas pueden proporcionar soporte y mantener el equilibrio al desplazarse. Otros dispositivos de ayuda eliminan movimientos que pueden llevar a fracturas, como alcanzar algo por arriba de la cabeza en un estante alto o inclinarse hacia adelante para recoger algo del piso.

Si usted es como la mayoría de la gente, probablemente quiere que su vida sea independiente. A menudo esto significa poder vivir en el hogar, manteniendo su propio horario y organizando el tiempo con la misma libertad que cualquiera. Para hacer esto el mayor tiempo posible, se requiere alguna acción preventiva. Este capítulo se enfoca en las medidas prácticas que puede usted tomar para ayudarlo a prevenir fracturas, permanecer activo y mantener el estilo de vida que usted quiere.

Cómo estar seguro dentro del hogar

Es irónico que el hogar — su santuario privado, su red de seguridad — esté clasificado estadísticamente como uno de los lugares más peligrosos en donde puede estar. Pero tiene que recordar que la residencia promedio lo pone en contacto regular con electricidad, fuentes de calor, agua, superficies resbalosas, escaleras y una multitud de peligros físicos. Y mucha gente, particularmente adultos de edad avanzada, pasa una porción importante de las 24 horas de cada día dentro de las paredes de su hogar.

Por estas razones, es importante revisar su casa con la seguridad en mente. Vea las cosas que podrían hacerlo perder el equilibrio o perder el pie: escaleras, tapetes, cables eléctricos, bancos y lugares en la casa en donde puede haber superficies húmedas. La cocina y el baño son de los lugares más peligrosos en el hogar. Identifique también las áreas de alto tráfico que combinan múltiples riesgos.

Tenga presente estos principios generales cuando revisa la seguridad de su hogar: mantenga despejados los caminos, use luz adecuada y asientos seguros, y organice las áreas de trabajo.

Mantenga los caminos despejados

Es claro que necesita ver sus pasos en todos lados en su casa. Pero preste atención especial a los caminos principales dentro de los cuartos, entre los cuartos y en los pasillos. Mantenga estas áreas despejadas y retire cualquier cosa innecesaria. Esté atento a los espacios apretados y las esquinas ciegas que pueden hacer que se tropiece con los muebles o con alguien. Evite los tapetes sueltos, el linóleo doblado o roto, y los umbrales altos — el fondo del marco de la puerta por donde cruza — que pueden atrapar el tacón y causar una caída.

Cómo tomar medidas para prevenir las caídas

Aquí están algunos cambios de sentido común que puede hacer
dentro del hogar para ayudar a prevenir las caídas:

- Mantenga los cuartos libres de cosas, especialmente los pisos.
- Mantenga los cables eléctricos y del teléfono lejos del camino.
- Evite caminar en calcetines o pantuflas afelpadas. Seleccione zapatos cómodos de tacones bajos con suelas que no se resbalan.
- Asegúrese que las alfombras y tapetes tienen apoyo para no deslizarse o que están fijos en el piso. Deshágase de los tapetes movibles.
- Coloque un teléfono y una linterna al alcance de la cama.
- Asegúrese de que las escaleras están bien iluminadas y con pasamanos en ambos lados. Cubra los escalones con alfombras de tejido apretado o no delizante.
- Instale barras para sostenerse en las paredes del baño cerca de la tina, de la regadera y del inodoro. Use un tapete de hule en la tina y en la regadera.
- Use una luz de noche en el baño.
- Agregue lámparas en el techo para que no tenga que caminar en un cuarto oscuro para prender la luz.

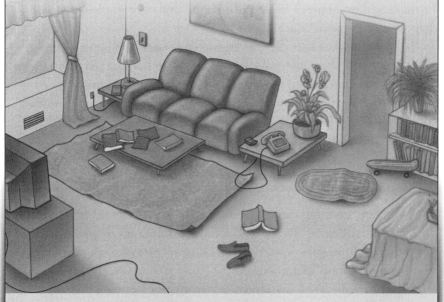

Hay por lo menos 13 riesgos que causan caídas en esta ilustración. ¿Puede encontrarlos?
Respuestas en la página 189.

Use iluminación apropiada

Una buena visión es uno de los mejores instrumentos que tiene para prevenir las caídas. La forma más fácil y práctica de mejorar la visión en el hogar es añadir iluminación. Prepárese a agregar más de una o dos lámparas adicionales. Empiece aumentando la potencia de los focos que usa actualmente. Tenga cuidado de estar dentro del rango del fabricante, que está marcado en el dispositivo.

Considere una combinación de luz incandescente, fluorescente y halógena. La luz fluorescente produce generalmente menos sombras. La luz incandescente proporciona mayor contraste, y la luz halógena se cree que es la más cercana a la luz del sol. Sea consciente también que demasiada luz en forma equivocada puede producir un deslumbre cegador.

Las áreas del hogar que más pueden necesitar mejor iluminación son las escaleras, los pasillos, los clósets, los lugares de almacenamiento, el cuarto de lavado, el garaje y los lugares con un cambio en la altura del piso, por ejemplo una sala en desnivel.

Pregunte a un electricista respecto a agregar tres o cuatro interruptores de pared en los cuartos que se usan mucho. Esto permite controlar las luces desde más de un sitio, ahorrándole viajes a través de un cuarto oscuro. La tecnología de interruptores de control remoto ha mejorado de manera importante, igual que el costo de estos dispositivos de seguridad.

El equilibrio puede no ser tan bueno en la oscuridad como en las horas de luz del día. Coloque luces de noche en los pasillos de su hogar. Son una gran ayuda para iluminar los viajes al baño y a la cocina en la medianoche. Verifique si tiene los focos de mayor potencia permitidos en las luces superiores. Instalar iluminación fluorescente debajo de los gabinetes de la cocina ayuda a iluminar las áreas de trabajo.

Use asientos adecuados

Mantenga los muebles, especialmente las sillas, sofás y otros muebles para sentarse, en buen estado. Las sillas deben ser firmes y no propensas a voltearse. Tenga cuidado con cualquier cosa sobre ruedas o balancines. Para prevenir el mareo que contribuye a las caídas, siéntese o levántese lentamente.

Es importante que los asientos le permitan sentarse o pararse fácilmente y sin esfuerzo innecesario. Particularmente después del reemplazo de la cadera, necesitará mantener las caderas más altas que las rodillas para prevenir la luxación de la nueva articulación. Las sillas

Riesgos de la página 187
1. Patín cerca de la puerta, 2. Librero cerca de la puerta, 3. Tapete movible cerca de la puerta, 4. Libros en el piso, 5. Pantuflas en el camino, 6. Cable del teléfono, 7. Bordes levantados del tapete, 8. Cable de TV en el camino, 9. Mesa de café baja, 10. Mesa baja cerca de la puerta, 11. Extremo del mantel largo, 12. Cortina de la ventana larga, 13. Sofá hondo, difícil para sentarse y levantarse

o sofás con asientos altos y cojines firmes son generalmente más fáciles para sentarse y levantase que los que tienen asientos bajos y cojines blandos. Puede adaptar los muebles existentes con uno o dos cojines adicionales de hule espuma colocados en la silla o bajo el cojín del sofá.

Organice las áreas de trabajo

Mantenga las cosas que usa frecuentemente al alcance de la mano y evite estirarse para bajar las cosas de estantes altos. Si debe alcanzar algo que está por arriba de usted, use un banco sólido con escalones anchos y pasamanos o un dispositivo de ayuda para alcanzarlo. En la cocina puede limitar la carga sobre la espalda usando los quemadores del frente de la estufa siempre que sea posible y deslizando, no levantando, las cazuelas dentro y fuera del horno. Limpie cualquier cosa que se derrame en el piso inmediatamente. La exposición al agua demasiado caliente puede hacer que se retire súbitamente y posiblemente se resbale y se caiga, especialmente en la tina del baño. Para prevenir escaldarse con el agua caliente, asegúrese que el termostato del calentador de agua no está demasiado alto.

Dispositivos de ayuda en la casa

Todos hemos escuchado la frase, "Trabaje más inteligentemente, no más duramente". Si usted cambia la palabra "trabaje" por "viva", empezará a entender la idea de los dispositivos de ayuda. Estos instrumentos para vivir más inteligentemente pueden ayudarlo en las tareas de la vida diaria. Algunos son simples extensiones del mango que proporcionan más palanca, y otros son dispositivos sofisticados diseñados ergonómicamente.

Los dispositivos y artefactos no son para usted, ¿verdad? Esa reacción inicial es típica — incluso comprensible. Pero antes de que asocie los dispositivos de ayuda con dinero desperdiciado o debilidad física, considere cuántos de ellos utilizamos ya para hacer nuestra vida más fácil y disfrutable.

Es poco probable, por ejemplo, que dude usted antes de subir a un automóvil para un corto viaje a la tienda. Un automóvil es un dispositivo de ayuda. El vehículo ciertamente lo ayuda a ir de un punto a otro con mayor velocidad y comodidad que caminando. ¿Y qué hay del control remoto que le permite cambiar los canales de la televisión estando sentado cómodamente en una silla desde el otro lado del cuarto? Un control remoto es también un dispositivo de ayuda.

Los dispositivos de ayuda tienen generalmente una función bien definida y son fáciles de usar, algunas veces con un poco de práctica. Si es algo que hace todos los días, como ponerse los zapatos, o de vez en cuando, como mover un objeto pesado, estos dispositivos lo ayudan a alcanzar sus objetivos con un mínimo riesgo para los huesos. Las ayudas para caminar, como un bastón o una andadera, le permiten poner más energía en la movilidad y menos en la estabilidad — puede usted caminar más, más aprisa y con mayor seguridad.

Los sitios de artículos médicos, las direcciones en Internet, los catálogos, el departamento de fisioterapia del hospital e incluso la ferretería local están llenos de artículos específicamente diseñados y de materiales que pueden ayudarlo en las tareas diarias. Usando estos instrumentos, puede disminuir el dolor, agregar comodidad, aumentar la seguridad, reforzar la confianza, incrementar la capacidad y mantener la independencia.

Dispositivos para las necesidades diarias

Los dispositivos de ayuda se usan a menudo para llevar a cabo tareas simples de la vida diaria. Usar el instrumento adecuado puede facilitar casi todo lo que usted necesita hacer o quiere hacer en el hogar. Uno de los instrumentos más comunes y prácticos es un accesorio para alcanzar objetos distantes. Este accesorio es una varilla ligera con un gatillo en un extremo que manipula una pinza en el otro extremo. Puede ayudarlo a alcanzar cosas ligeras como un periódico en el piso o un control remoto en la mesa de café sin tener que inclinarse hacia adelante. El dispositivo se lleva fácilmente y puede utilizarse para casi todo en la casa.

Muchos dispositivos así de útiles están disponibles para uso en el baño. Éstos incluyen barras para sostenerse, asientos plegables para la ducha para evitar resbalarse y asientos elevados en los inodoros que le permiten sentarse más fácilmente. Puede comprar cepillos, peines y esponjas con mangos largos, para limpiar y peinarse sin tener que girar o inclinar el torso.

En la cocina, lo más probable es que ya esté usando algunos dispositivos eléctricos pequeños. Puede ampliar su utilidad encontrando nuevas formas de adaptarlos a sus tareas. Los fabricantes de aparatos electrodomésticos algunas veces incluyen consejos para usos alternativos. Compre un abrelatas que pueda montarse debajo del gabinete o de la barra de la cocina. El dispositivo para alcanzar objetos distantes con un mango que se aprieta es perfecto para el acceso fácil a artículos en gabinetes más altos o más bajos.

Dispositivos para el movimiento

Si le han practicado cirugía de la cadera, es probable que necesite soporte al desplazarse en la casa, por lo menos durante los meses de recuperación. Múltiples fracturas por compresión de la columna que hacen que se encorve hacia adelante pueden requerir también que use un bastón o una andadera. De acuerdo al Departamento de Salud y Servicios Humanos, más de 7 millones de estadounidenses usan dispositivos de ayuda para caminar. Aunque pueden al principio parecer incómodas y molestas, las ayudas para caminar aumentan la independencia ayudándolo a desplazarse usted solo.

Los dispositivos para caminar incluyen bastones y andaderas. Cada tipo viene en diferentes tamaños, pesos y diseños, por lo que no es siempre fácil seleccionar y usar apropiadamente el dispositivo correcto. Puede ser mejor hacer que el médico o fisioterapeuta recomienden algo que sea lo más apropiado para usted. El mismo individuo puede ayudarlo a determinar el tamaño adecuado así como la mejor forma de usarlo y adaptarlo a sus necesidades.

Es un error frecuente seleccionar un bastón demasiado largo. La longitud adicional empuja el brazo y el hombro hacia arriba, lo que provoca tensión sobre los músculos y la espalda. La incomodidad con cualquier dispositivo nuevo es natural. ¿Recuerda la primera vez que trató de montar en bicicleta o arrojar un anzuelo? La facilidad se adquiere con la práctica. Aquí están algunos puntos que lo ayudan a estar más informado respecto a sus opciones.

Bastones

Los bastones no están diseñados para soportar todo el peso del cuerpo. Más bien proporcionan cierto alivio y estabilidad permitiendo que usted tenga un tercer punto de contacto en el piso (además de los dos pies). Si necesita usar un bastón diariamente, el estilo tradicional con mango en J (bastón de dulce) puede no ser la mejor elección. Esto se debe a que con el mango en J el peso no se centra sobre el palo del bastón, lo que pone más presión sobre la mano. En su lugar, considere usar el bastón en cuello de cisne, en el cual el palo absorbe más peso. Otros estilos y formas de empuñadura están disponibles. Seleccione la que sienta más cómoda. Los bastones cuadrípodes, que tienen cuatro patas, ofrecen mayor estabilidad que los bastones con una sola punta pero pueden ser difíciles de usar. Un bastón ligero de aluminio es a menudo menos difícil que uno más pesado de madera.

Para saber si el bastón se ajusta bien a usted, párese derecho con los zapatos puestos, dejando que los brazos cuelguen a los lados. La parte superior del mango del bastón debe alinearse con el pliegue de la muñeca. Cuando usted sostiene el bastón estando de pie, el codo debe estar flexionado en un ángulo de 15 a 20 grados. Los bastones de madera deben estar cortados a la altura correcta. Los bastones ajustables pueden alargarse o acortarse para que queden bien adaptados.

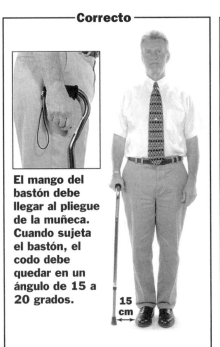

Correcto

El mango del bastón debe llegar al pliegue de la muñeca. Cuando sujeta el bastón, el codo debe quedar en un ángulo de 15 a 20 grados.

15 cm

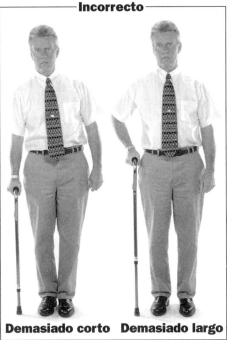

Incorrecto

Demasiado corto   **Demasiado largo**

Es importante que su bastón quede bien adaptado para usted. Los bastones de tamaño incorrecto pueden provocar caídas así como dolor en el brazo y en la espalda.

Es mejor sostener el bastón en la mano opuesta al lado que necesita apoyo, independientemente de cuál es la mano dominante o preferida. El bastón y la pierna afectada deben moverse hacia adelante y tocar el piso al mismo tiempo. En las escaleras, suba con la pierna buena, luego suba la pierna lesionada y el bastón. En esta forma, la pierna buena levanta el cuerpo. Al bajar las escaleras, baje con la pierna lesionada y el bastón, luego baje la pierna buena. Esto permite que la pierna buena baje el cuerpo.

Andaderas

Las andaderas se sostienen solas y proporcionan más estabilidad que un bastón. Algunas se manejan levantándolas y otras están equipadas con ruedas. A menudo tienen una canasta. Las andaderas funcionan mejor en casas de un solo piso y no deben usarse en las escaleras o en áreas atestadas de gente o llenas de cosas.

En general, las andaderas con ruedas son más fáciles de manejar que las que usted levanta, a menos que tenga una alfombra gruesa o un piso áspero. Las andaderas con ruedas son especialmente importantes si tiene problemas de equilibrio. Si va a viajar, considere una andadera plegable.

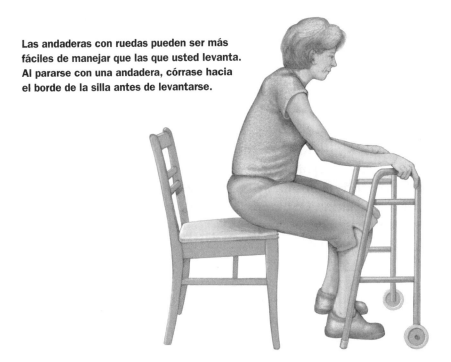

Las andaderas con ruedas pueden ser más fáciles de manejar que las que usted levanta. Al pararse con una andadera, córrase hacia el borde de la silla antes de levantarse.

Igual que el bastón, las andaderas necesitan ajustarse a la altura correcta. Cuando los brazos están relajados a los lados, la parte superior de la andadera debe alinearse con el pliegue de la muñeca. Si la andadera se ajusta correctamente, debe poder pararse derecho cuando la usa.

Debido a que una andadera modifica la marcha normal, necesita un poco de práctica. Para caminar, mueva la andadera a una distancia de un brazo. No la mueva demasiado lejos o podría caerse. Luego dé el paso dentro de la andadera con la pierna débil o lesionada. No intente subir escaleras con una andadera a menos que tenga entrenamiento específico para hacerlo.

Empuñaduras y puntas

Con cualquier ayuda para caminar, un mango adaptado al puño es generalmente más fácil de sostener por periodos largos que un mango redondeado. Envuelva el mango con hule espuma si lo siente demasiado pequeño.

Las puntas de los dispositivos para caminar vienen en diferentes diámetros y estilos. Lo que es importante es la tracción que proporcionan en el piso. El hule es un material frecuentemente utilizado porque no se resbala y puede reemplazarse fácilmente cuando se gasta. Las puntas planas blandas se pegan al piso con más seguridad que las redondeadas. Nunca ponga pegamento en las puntas. Necesitará reemplazarlas al gastarse. La mayoría de farmacias y algunas ferreterías tienen reemplazos para las puntas.

Tome su tiempo

Si va a estar usando un dispositivo de ayuda para caminar, invierta algún tiempo en seleccionar el estilo correcto que se adapte a usted. Puede encontrar dispositivos de ayuda para caminar en los sitios de artículos médicos y en algunas farmacias. Puede ordenarlos también por catálogos de especialidad o en Internet.

En cuanto al costo, los modelos más costosos no son necesariamente mejores para proporcionar soporte que los menos costosos. La compañía de seguros puede cubrir parte o todo el costo del dispositivo de ayuda para caminar si tiene una prescripción escrita del médico.

Una mente abierta

Los dispositivos de ayuda no pueden hacer todo para todas las personas. No puede usted esperar que un implemento lo libere de todos los problemas que enfrenta por la osteoporosis o que le permita ser totalmente independiente. Pero los dispositivos de ayuda pueden tener un tremendo impacto. Es frecuente que la gente se maraville de lo fácil que se ha hecho la vida con esta pequeña ayuda adicional, una vez que empieza a usarlos. Para mantener la independencia, tenga la mente abierta a sus limitaciones físicas — una comprensión real de lo que puede y de lo que no puede hacer — y los instrumentos que pueden ayudar a superar o minimizar estas limitaciones.

Usar dispositivos de ayuda depende de usted y del médico o del terapeuta ocupacional. Algunos de los instrumentos descritos en este capítulo pueden o no ser adecuados para usted. Para una evaluación más personalizada, contacte la terapeuta ocupacional. Los terapeutas ocupacionales se especializan en ayudar a la gente a enfrentar los efectos de la enfermedad, lesión o envejecimiento en su vida diaria. Un terapeuta puede reunirse con usted en forma individual y hacer recomendaciones basadas en sus necesidades específicas. Los dispositivos de ayuda pueden obtenerse en el departamento de fisioterapia del hospital, en tiendas de artículos médicos, en catálogos especializados o direcciones de Internet, e incluso en las ferreterías locales.

La importancia de la actitud

Toda esta conversación respecto a la prevención y los dispositivos de ayuda y los movimientos seguros puede hacerte sentir como que la vida ha cambiado definitivamente, y no para bien. ¿Qué pasó con los días en que se movía y hacía lo que quería pensarlo dos veces? Aunque lo siguiente pueda parecer un cliché, todavía es cierto: una de las cosas constantes de la vida es el cambio. La forma en que usted enfrenta el cambio puede tener un gran impacto sobre la calidad de vida.

Su actitud hacia la osteoporosis y el estilo de vida ajustado que puede implicar hacen una tremenda diferencia respecto a qué tan independiente o dependiente finalmente sea usted. Por ejemplo, si ve al bastón como un signo de debilidad y deterioro del cuerpo, podría evitar usarlo y terminar cayendo y fracturándose una cadera. Pero si ve su bastón como un símbolo de libertad y oportunidad, lo hará trabajar para usted. Se beneficiará del soporte y la estabilidad que proporciona, y valorará la capacidad para desplazarse sin la ayuda de otros.

Cómo tomar el control

Nunca es demasiado tarde para trabajar en mantener o mejorar la salud ósea. Este libro discute muchas formas de enfocarlo. Un plan de acción bien organizado y adaptado a sus necesidades y capacidades le permite beneficiarse de la dieta, el ejercicio, los medicamentos, la buena postura y un ambiente seguro en el hogar o en el trabajo. Igualmente importante para el éxito es el apoyo que recibe del médico, de otros profesionales de los cuidados de la salud y de sus familiares y amigos. Todos estos factores combinados pueden proporcionarle los medios para prevenir o tratar la osteoporosis y mantener una vida plena y activa.

Recursos adicionales

Contacte a estas organizaciones para mayor información respecto a la osteoporosis, la salud ósea y los diversos factores del plan de acción para la osteoporosis, como la dieta, el ejercicio y la seguridad en el hogar. (Aunque son recursos disponibles en Estados Unidos, se han dejado con fines informativos).

Administración del Envejecimiento (AOA)

U.S. Department of Health and Human Services
200 Independence Ave. S.W.
Washington, DC 20201
(202) 619-0724
www.aoa.dhhs.gov

Academia Estadounidense de Cirujanos Ortopedistas

6300 N. River Road
Rosemont, IL 60018-4262
(847) 823-7186 o (800) 346-2267
www.aaos.org

Academia Estadounidense de Medicina Física y Rehabilitación

One IBM Plaza, Suite 2500
Chicago, IL 60611
(312) 464-9700
www.aapmr.org

Asociación Estadounidense de Endocrinólogos Clínicos

1000 Riverside Ave., Suite 205
Jacksonville, FL 32204
(904) 353-7878
www.aace.com

Asociación Dietética Estadounidense

120 South Riverside Plaza, Suite 2000
Chicago, IL 60606-6995
(312) 899-0040 o (800) 877-1600
www.eatright.org

Asociación Estadounidense de Fisioterapia

1111 North Fairfax Street
Alexandria, VA 22314
(703) 684-2782 o (800) 999-2782
www.apta.org

Administración de Alimentos y Medicamentos

5600 Fishers Lane
Rockville, MD 20857
(301) 827-4573 o (888) 463-6332
www.fda.gov

Centro de Información de Alimentos y Nutrición

National Agricultural Library, Room 105
10301 Baltimore Avenue
Beltsville, MD 20705
(301) 504-5719
www.nal.usda.gov/fnic

Fundación Internacional de Osteoporosis

71, cours Albert-Thomas
69447 Lyon Cedex 03
France
33-472-91-41-77
www.osteofound.org

Información sobre Salud de la Clínica Mayo

www.MayoClinic.com

Centro Nacional para la Prevención y Control de Lesiones

Mailstop K65
4770 Buford Highway N.E.
Atlanta, GA 30341
(770) 488-1506
www.cdc.gov/ncipc/ncipchm.htm

Instituto Nacional para la Seguridad Ocupacional y la Salud
Education and Information Division
4676 Columbia Parkway, MSC 13
Cincinnati, OH 45226
(513) 533-8466 o (800) 356-4674
www.cdc.gov/niosh

Instituto Nacional de Artritis y Enfermedades Musculoesqueléticas y de la Piel
National Institutes of Health
Building 31, Room 4C05
31 Center Drive, MSC 2350
Bethesda, MD 20892-2350
(301) 496-8190 o (877) 226-4267
www.niams.nih.gov

Instituto Nacional del Envejecimiento
National Institutes of Health
Building 31, Room 5C27
31 Center Drive, MSC 2292
Bethesda, MD 20892
(301) 496-1752
www.nia.nih.gov

Fundación Nacional de Osteoporosis
1232 22d St. N.W.
Washington, DC 20037-1292
(202) 223-2226 o (800) 223-9994
www.nof.org

Centro Nacional de Información de Rehabilitación
4200 Forbes Blvd., Suite 202
Lanham, MD 20706
(301) 459-5900 o (800) 346-2742
www.naric.com

Consejo Nacional de Seguridad

1121 Spring Lake Drive
Itasca, IL 60143
(630) 285-1121
www.nsc.org

Centro Nacional de Información de la Salud de la Mujer

8550 Arlington Blvd., Suite 300
Fairfax, VA 22301
(703) 560-6618 o (800) 994-9662
www.4woman.org

Centro Nacional de Recursos para la Salud de la Mujer

120 Albany Street, Suite 820
New Brunswick, NJ 08901
(877) 986-9472
www.healthywomen.org

Sociedad Norteamericana de la Menopausia

P.O. Box 94527
Cleveland, OH 44101
(440) 442-7550
www.menopause.org

Sociedad Norteamericana de la Columna

22 Calendar Court, 2d Floor
LaGrange, IL 60525
(877) 774-6337
www.spine.org

Centro Nacional de Recursos para la Osteoporosis y Enfermedades Óseas Relacionadas

National Institutes of Health
1232 22nd St. N.W.
Washington, DC 20037-1292
(202) 223-0344 o (800) 624-2663
www.osteo.org

Índice

11/08 ∅
11/10 ∅
11/12 ∅
12/14 ① 11/13
3/19 ② 2/16